Die Neuregelung der Beziehungen zwischen Krankenkassen und Ärzten

durch das Einigungsabkommen

vom 23. XII. 1913

Von

Regierungsrat Dr. Schlottmann
ständigem Mitglied des Reichsversicherungsamts.

Sonderabdruck aus der Monatsschrift für Arbeiter- und Angestellten-Versicherung. II. Jahrgang, Heft 7 und 8.

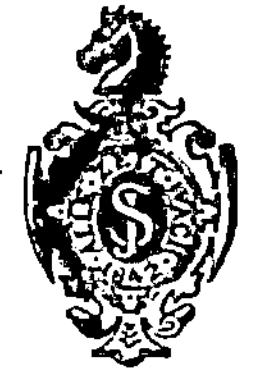

Springer-Verlag Berlin Heidelberg GmbH 1914

ISBN 978-3-662-24023-6   ISBN 978-3-662-26135-4 (eBook)
DOI 10.1007/978-3-662-26135-4

I. Die geschichtliche Entwicklung der „Arztfrage" und die Entstehung des Einigungsabkommens.

Durch das sogen. Berliner Abkommen vom 23. Dezember 1913 ist ein Kampf zum Abschluß gelangt, den schon seit langen Jahren die Ärzte gegen die KKn. um eine ihren wirtschaftlichen und Standesinteressen mehr entsprechende Stellung (Arztfrage) geführt haben.

Zum besseren Verständnis des Abkommens und zur vollkommeneren Würdigung des Erreichten gehört die Kenntnis der Ursachen des Kampfes. Es ist daher geboten, den Stand der Arztfrage nach dem Gesetz, wie er sich in der Vergangenheit aus dem früheren KVG. ergab und für die Gegenwart aus der RVO. ergibt, kurz zu beleuchten.

Unter der Herrschaft des KVG. war den KKn. durch die Novelle vom 10. April 1892 (§ 6a Ziff. 6 und § 26a Ziff 2b) das schon vorher vielfach in Anspruch genommene, aber nicht unbestritten gebliebene Recht gesetzlich verliehen worden, statutarisch zu bestimmen, daß die ärztliche Behandlung anstatt durch alle Ärzte des Bezirkes nur durch bestimmte Ärzte zu gewähren sei, und daß die Bezahlung der durch Inanspruchnahme anderer Ärzte entstandenen Kosten, von dringenden Fällen abgesehen, abgelehnt werden könne. Damit gab das Gesetz selbst keinem bestimmten Arztsystem den Vorzug, weder dem Kassenarzt-

system (Zulassung nur bestimmter Ärzte zur Kassenpraxis) noch dem System der sogen. freien Arztwahl
(Zulassung aller Ärzte zur Kassenpraxis unter gewissen Bedingungen in Verbindung mit der Befugnis der
erkrankten Kassenmitglieder zur Auswahl unter diesen
zugelassenen Ärzten). Traf die Kassensatzung keine
besondere Bestimmung, so galt das System der freien
Arztwahl. Das Kassenarztsystem galt nur bei ausdrücklicher statutarischer Festsetzung. Immerhin
hatten nach dem Gesetze die Kassen die Befugnis,
das Arztsystem einseitig festzusetzen. Dieses Recht
wurde aber häufig zur reinen Form. Zwar führten zunächst die Kassen vorwiegend das Kassenarztsystem
ein, schließlich aber gelang es an vielen Orten den
Ärzten, durch den Druck ihrer Organisationen den
Kassen gegenüber die freie Arztwahl durchzusetzen
(zu vgl. Begründung zur RVO. S. 131).

Das genügte aber den Ärzten nicht. Sie stellten
insbesondere folgende Forderungen auf:

1. allgemeine gesetzliche Festlegung der freien
Arztwahl;

2. gesetzliche Verpflichtung der Kassen zum Abschluß der kassenärztlichen Verträge nicht mit den
einzelnen Ärzten, sondern nur mit der ärztlichen Organisation oder wenigstens durch deren Vermittlung
(Kollektivvertrag);

3. grundsätzliche Honorierung der Ärzte nicht
nach Pauschalsätzen, sondern nach Einzelleistungen.

Der Entwurf der RVO. (§§ 377—402) gab keiner
dieser Forderungen nach. Insbesondere wird in der
Begründung (S. 131, 132) die gesetzliche Einführung der freien Arztwahl für unmöglich erklärt;
denn sie würde die Kassen zwingen, den Vertrag nur
mit der ihnen als geschlossenes Ganzes gegenüber-
stehenden Mehrheit der in ihrem Bezirke wohnenden

Ärzte zu schließen, und würde sie somit auf einen Gegenkontrahenten beschränken; die Kassen würden sich daher von diesem die Bedingungen vorschreiben lassen müssen, da sie keine Möglichkeit hätten, mit anderen Gegenkontrahenten einen Vertrag zu schließen. Der Entwurf trug aber den ärztlichen Forderungen insofern Rechnung, als er die Festsetzung der Bedingungen für die ärztliche Versorgung der Kassenmitglieder dem einseitigen Ermessen der Kassen entzog; er stellte Kassen und Ärzte als gleichberechtigte vertragschließende Teile gegenüber und sah mit Vertretern beider Teile gleichmäßig besetzte „Vertragsausschüsse" vor, die für einen gewissen Bezirk von vornherein bestimmte, aber nur bei Zustimmung aller Vertreter auch allgemein bindende Bedingungen als Grundlage für die mit den Ärzten abzuschließenden Einzelverträge festsetzen sollten. Diese Regelung fand aber nicht die Zustimmung der Reichstagskommission; ebenso wurde ein Vermittlungsantrag (Nr. 829) verworfen, der von der allgemeinen Einführung von Vertragsausschüssen absah und es dem Belieben der Parteien überließ, sich zur Vermittlung freigewählter Einigungsausschüsse zu bedienen, wenn sie die Vertragsbedingungen nicht selbst vereinbaren konnten oder wollten (Komm.-Ber. 2. Teil S. 322, 335).

Die RVO. nimmt deshalb von der Schaffung irgendwelcher obligatorischer oder auch nur fakultativer Schiedseinrichtungen überhaupt Abstand und gibt nur ganz wenige Vorschriften über das Verhältnis der Kassen zu den Ärzten (§§ 368—373). Sie behält den Gedanken des Entwurfs bei, daß die Kassen ihre Beziehungen zu den Ärzten nicht einseitig bestimmen sollen, und schreibt deshalb in § 368 in Abänderung des bisherigen Rechtszustandes vor, daß diese Beziehungen nur durch Vertrag mit den Ärzten, und zwar durch schriftlichen, geregelt werden müssen. Sie läßt dabei offen, ob der Vertrag mit einem einzelnen Arzte oder einer ganzen Gruppe von Ärzten, namentlich einer ärztlichen Standesorganisation, geschlossen werden soll.*) In gewissem Sinne kommt den Interessen der Ärzte auch die neue Vorschrift (§ 369) entgegen, wonach die Kasse, soweit es sie nicht erheblich mehr belastet, ihren Mitgliedern die Auswahl zwischen mindestens zwei Ärzten freilassen „soll", und daß sie ihnen die Auswahl unter allen von ihr bestellten Ärzten freilassen muß, wenn der Versicherte die Mehrkosten selbst übernimmt.

Im Interesse der Kassen aufgenommen, aber doch nur als Notbehelf gedacht ist die neue Vorschrift des § 370, daß die Kasse, die keinen Vertrag zu angemessenen Bedingungen mit einer ausreichenden Anzahl von Ärzten schließen kann, mit Ermächtigung des OVA. den Versicherten in Krankheitsfällen statt Krankenpflege, also namentlich statt ärztlicher Behandlung Bargeld gewähren und somit die ärztliche Versorgung ihnen selbst überlassen kann. Im übrigen beläßt es die RVO. im wesentlichen bei dem früheren Rechte; insbesondere bevorzugt sie kein bestimmtes Arztsystem. Nicht zutreffend ist die des öfteren, so auch von Förster**) vertretene Ansicht, daß die RVO. durch § 368 das System der festangestellten Kassenärzte „als maßgebende Rechts- und Vertragsnorm" übernommen habe. Denn zu den Bedingungen, die nach § 368 der Vereinbarung zwischen Kassen und Ärzten

---

*) So richtig v. Frankenberg im Komm. z. RVO. von Düttmann Bd. II, 1912 S. 240 Anm. 3 zu § 368 und RVA. in der grundsätzlichen Entscheidung 1808 AN. 1914 S. 379, 381. Nicht richtig Dr. Förster „Das Berl. Abk. zw. Ärzten und KKn. vom 23. Dez. 1913" im Pr. Verw.-Blatt 1914 S. 537, der die Ansicht vertritt, daß schon § 368 den unmittelbaren Vertragsabschluß zwischen den Kassen und dem einzelnen Arzte voraussetze.

**) aaO. S. 534.

überlassen sind, gehört auch das Arztsystem. Es kann natürlich auch das Kassenarztsystem, aber eben nur mit ausdrücklicher oder stillschweigender Zustimmung der Ärzte eingeführt werden. Und für diese Fälle ist es nur eine selbstverständliche Konsequenz, wenn § 368 im zweiten Halbsatz vorschreibt, daß die Kasse die Bezahlung anderer als ihrer Kassenärzte ablehnen kann. Daß sie es muß, ist nicht gesagt, und in dringenden Fällen, d. h. wenn der Erkrankte einen bei seiner Kasse nicht zugelassenen Arzt wegen Gefahr im Verzuge in Anspruch nehmen mußte, darf sie die Bezahlung dieses Arztes überhaupt nicht verweigern. Dem bisherigen Rechte (§ 56a KVG.) entsprechen im wesentlichen auch die in das Selbstverwaltungsrecht der Kassen tief eingreifenden und mittelbar auch den ärztlichen Interessen dienenden §§ 372, 373 RVO., wonach das OVA., wenn bei einer Kasse die ärztliche Behandlung nicht den berechtigten Anforderungen der Erkrankten genügt, die Kasse zur Vermehrung der Ärzte veranlassen und gegebenenfalls diese Vermehrung selbst vornehmen kann.

Darüber, daß die im vorstehenden angedeutete, wenig erschöpfende Regelung nur ein Provisorium bedeuten könne, und daß eine bessere Regelung von der Zukunft erwartet werden müsse, war man sich schon damals klar (zu vgl. Komm.-Ber. 2. Teil S. 337, 338, Sten. Ber. des Reichstags S. 6698 B). Die Ärzte waren denn auch mit der gesetzlichen Regelung nicht zufrieden und führten den Kampf um so heftiger fort, als der Kreis der bisher gegen Krankheit versicherten Personen (rund 20 Millionen) durch die RVO. erheblich erweitert und somit der freien Privatpraxis der Ärzte entzogen wurde. Der Kampf nahm immer schärfere Formen an und spitzte sich schließlich derart zu, daß eine ordnungsmäßige Durchführung der Krankenversicherung in Frage gestellt schien. Die Verhandlungen zwischen Kassen und Ärzten waren bereits abgebrochen, das Jahr 1914, mit dessen Beginn die RVO. für das Gebiet der Krankenversicherung in Kraft treten sollte, stand bereits vor der Tür, als sich der Staatssekretär des Innern Dr. Delbrück ungeachtet bereits früher unternommener, aber gescheiterter Vermittlungsversuche nochmals bereit erklärte, eine Verständigung zwischen den streitenden Parteien herbeizuführen. Und es gelang. Eine Woche vor dem Inslebentreten der neuen Krankenversicherung wurde das Abkommen von den Vertretern der Kassen und Ärzte geschlossen.

Durch das Abkommen (im folgenden abgekürzt mit A. bezeichnet) ist die bei der Verabschiedung der RVO. bereits in Aussicht genommene Regelung erfolgt. Zu diesem Abkommen, das nach seinen Eingangsworten nur „als Grundlage für weitere Verhandlungen" gedacht war, sind dann noch weitere Ausführungsbestimmungen vereinbart worden:

I. Die Ausführungsbestimmungen vom 10. Februar 1914:

1. Bestimmungen über die Führung des Arztregisters (AR.),
2. Bestimmungen über die Bildung und die Tätigkeit des Vertragsausschusses (VA.),
3. Bestimmungen über die Bildung und Tätigkeit des Schiedsamts (SchA.),
4. Bestimmungen über den Zentralausschuß (ZA.).

II. Die Ausführungsbestimmungen vom 11. März 1914.

Eine Veröffentlichung des Abkommens und der Ausführungsbestimmungen ist z. B. im preußischen HM. 1914 Beil. z. Nr. 5 (S. 85—113) sowie S. 151 f., 171 erfolgt.

II. Rechtliche Natur, Rechtswirkungen und Geltungsbereich des Abkommens.

1. Rechtliche Natur und Verbindlichkeit des Abkommens.

Seiner rechtlichen Natur nach wird das Abkommen samt den Ausführungsbestimmungen den „Tarifverträgen" (Sinzheimer: korporativen Arbeitsnormenverträgen) zuzurechnen sein, d. h. den Verträgen zwischen Arbeitgeber- und Arbeitnehmerverbänden über die Bedingungen künftiger individueller Arbeitsverträge zwischen den ihnen angehörigen oder auch nicht angehörigen Berufsgenossen. Es kann hier nicht der Ort sein, zu den vielen Streitfragen, die auf dem noch in der Entwicklung begriffenen Gebiete des Tarifvertrags ihrer Lösung harren, Stellung zu nehmen.*) Das würde allein eine umfangreiche Abhandlung erfordern. Deshalb sollen nur die rechtlichen Gesichtspunkte hervorgehoben werden, die sich auf dem Boden des geltenden Rechts nach einer festen oder wenigstens herrschenden Meinung herausgebildet haben und hier von Interesse sind.

Der Tarifvertrag ist ein zivilrechtlicher Vertrag, der zwar im BGB. nicht besonders genannt, aber wie so viele Verträge nach dem das Recht der Schuldverhältnisse beherrschenden Grundsatz der Vertragsfreiheit (zu vgl. Endemann, Lehrbuch des bürgerlichen Rechts, 1903, Berlin, Carl Heymanns Verlag 9. Auflage, Bd. 1 § 156 S. 905, Dernburg, Das bürgerliche Recht, 1. u. 2. Auflage, Halle a. S., Verlag der Buchhandlung des Waisenhauses, 1899, Bd. 2 Teil I § 78 Nr. 2, S. 170) nicht ausgeschlossen wird, also

---

*) Eine Zusammenstellung der umfangreichen Literatur befindet sich in v. Landmann, Kommentar zur Gewerbeordnung 1912, Bd. 2, Anm. 3i zu § 105, S. 233. Über die neuere Literatur vgl. S. 10.

ein contractus sui generis. Der Tarifvertrag gehört nicht zu den „Verabredungen zum Behufe der Erlangung günstiger Lohn- und Arbeitsbedingungen" im Sinne des § 152 GO., bei denen nach Absatz 2 jedem Teilnehmer der Rücktritt freisteht und weder Klage noch Einrede stattfindet. Vielmehr ist er rechtlich wirksam und erzeugt rechtliche Verpflichtungen (zu vgl. z. B. die grundlegende Reichsgerichtsentscheidung vom 20. Januar 1910, ferner die vom 19. November 1912, Sammlung für Zivilsachen Bd. 73 S. 92, 99, 100; Bd. 81 S. 4, 7; Sinzheimer, Rechtsfragen des Arbeitsvertrags, Jena, Verlag von Gustav Fischer, 1913, S. 12, Burchard-v. Schulz, Die Rechtsverhältnisse der gewerblichen Arbeiter, 2. Auflage 1911, Verlag von Franz Vahlen, § 27, S. 137—139, Oppenheimer, Das Einigungswesen an den Gewerbe- und Kaufmannsgerichten, 1913, J. Schweitzers Verlag, § 6 S. 19, 23). Für den Tarifvertrag sind daher insbesondere maßgebend die allgemeinen Vorschriften des BGB. über Rechtsgeschäfte (§§ 104—185), insbesondere über Willenserklärung, Vertrag, Vertretung, Vollmacht, sowie die allgemeinen Vorschriften über das Recht der Schuldverhältnisse (Zweites Buch), insbesondere die über den gegenseitigen Vertrag (§§ 320 ff.). Zu den anwendbaren Vorschriften gehören insbesondere auch § 157 („Verträge sind so auszulegen, wie Treu und Glauben mit Rücksicht auf die Verkehrssitte es erfordern") und § 242 („Der Schuldner ist verpflichtet, die Leistung so zu bewirken, wie Treu und Glauben mit Rücksicht auf die Verkehrssitte es erfordern").

Die rechtlichen Verpflichtungen entstehen zwischen den Vertragsparteien. Als solche sind nur die Verbände anzusehen, die das A. geschlossen haben. Nicht zu den Vertragsparteien gehören, wie vielfach

in der medizinischen Fachpresse und auch von H a r t -
m a n n („Das Berliner Abkommen vom 23. Dezember
1913" mit Erläuterungen, 2. Auflage, Leipzig 1914,
Buchhandlung des Verbandes der Ärzte Deutschlands,
S. 62) verkannt wird, aber bereits von F ö r s t e r aaO.
S. 535 richtig gestellt ist, die Reichsregierung und die
Regierungen der Bundesstaaten. Die Mitwirkung des
Staatssekretärs des Innern und des preußischen Handelsministers beim Abschluß des A. ist lediglich als
ein Akt staatlicher Fürsorge in einer weite Kreise des
Volkes berührenden Angelegenheit aufzufassen, wie
sie häufig bei gewerkschaftlichen Kämpfen im Interesse des öffentlichen Wohles stattfindet. Dasselbe
gilt von dem in Nrn. 4, 5 des Protokolls zum A. vorgesehenen Zugeständnis der Regierungen, die Mitwirkung gewisser staatlicher Behörden und Beamten
zur Durchführung des A. zuzulassen, ebenso von der
Zusage der Regierungen, die in Nr. 11 Abs. 2 des A.
vorausgesetzte Unterstützung bei der Auseinander-
setzung der Kassen mit den „Nothelfern" zu gewähren, d. h. mit denjenigen Ärzten, welche die Kassen
während der Vertragsstreitigkeiten zur Wahrneh-
mung der kassenärztlichen Tätigkeit von auswärts
zugezogen haben. Eine rechtlich bindende Verpflichtung haben die Regierungen nicht übernommen.
Äußerlich kommt die bloße Vermittlertätigkeit der
Regierungen dadurch zum Ausdruck, daß die Re-
gierungsvertreter zwar das Protokoll zum A., nicht
aber das Abkommen selbst unterzeichnet haben. In
der genannten Nr. 11 Abs. 2 des A. werden über-
dies die Regierungen ausdrücklich in Gegensatz zu
den „beiden Vertragsteilen" gesetzt. Auch sind die
Vertragsparteien im Eingang des A. ausdrücklich
aufgeführt. Wo immer daher in den vereinbarten
Bestimmungen von „Vertragschließenden", den „ver-

tragschließenden Teilen“, den „Vertragsteilen“ die Rede ist, sind nur die vorbezeichneten Verbände der Ärzte und Kassen gemeint.

Im einzelnen sind die Pflichten der Vertragsparteien positive und negative. Die Verbände sind verpflichtet:

1. die im A. ausdrücklich festgelegten Verpflichtungen zu erfüllen. So haben beide Teile für die anderweite Unterbringung der Nothelfer zu sorgen (A. Nr. 11 Abs. 1). Der Leipziger Verband hat ferner die durch die Abfindungen entstehenden Kosten übernommen; die Kassenverbände aber müssen „ihren Einfluß dahin geltend machen, daß allenthalben die Kassen zu dem Arzthonorar zu diesem Zwecke einen Zuschlag von jährlich 5 Pfennigen auf den Kopf der Versicherten bewilligen“ (aaO. Abs. 3, Ausführungsbestimmungen vom 11. III. 14). Die Verpflichtung der Kassenverbände umfaßt danach die Einwirkung auf alle zu ihnen gehörigen Kassen, zugleich aber erschöpft sie sich darin. Sie enthält somit keine Garantie dafür, daß auch wirklich alle Kassen sich an der Aufbringung der Abfindungszuschläge beteiligen. Die Kassen sollen die Hälfte der Abfindungskosten aufbringen und zwar in vierteljährlichen Raten, fällig jeweils am 15. Januar, 15. April, 15. Juli und 15. Oktober; die erste Rate ist am 15. Juli 1914 zahlbar. Daß die Verbände ihre Beiträge innerhalb einer bestimmten Zeit oder in ziffernmäßig bestimmten Raten zu leisten hätten, ist nicht vorgesehen *);

*) Über das Nähere zu vgl. „Das Einigungsabkommen zwischen Ärzten und Krankenkassen nebst Ausführungsbestimmungen“, erläutert von Regierungsrat Dr. Schlottmann (Berlin 1914, Verlag von Franz Vahlen) S. 20—25, 57—60

2. nach Maßgabe der ihnen zustehenden Organisationsmacht mit den ihnen zu Gebote stehenden Mitteln auf ihre Mitglieder dahin einzuwirken, daß sie beim Abschluß von Einzelverträgen die Bestimmungen des A. einhalten;

3. jede der Friedenstendenz des Tarifvertrags zuwiderlaufende Maßnahme (z. B. das Cavete) selbst zu unterlassen und in dem gleichen Sinne auch auf die Mitglieder einzuwirken.

Gegen Verletzungen dieser Verpflichtungen sind Klagen auf Erfüllung und Unterlassung zulässig; die Vollstreckung entsprechender Urteile erfolgt nach §§ 888, 890 ZPO. (Geldstrafen zur Erzwingung einer Handlung oder einer Unterlassung). Aber auch Schadenersatzansprüche sind gegeben nach §§ 276, 326 oder 823, 826 BGB. Die Haftung der Verbände ist sehr ausgedehnt. Sie haften unbeschränkt für Verletzungen des A., die sie selbst begehen. Sie haften auch für Handlungen ihrer Vorstandsmitglieder und Angestellten ohne Rücksicht darauf, ob diese durch Verbandsbeschlüsse gedeckt sind oder nicht (§§ 31, 278 BGB.). Ferner hat jeder Verband, und zwar auch hier ohne Rücksicht darauf, ob er Rechtspersönlichkeit hat oder nicht, für den Schaden einzustehen, den ein vom Verbande zu einer Verrichtung Bestellter, auch wenn er nicht selbst dem Verband angehört, in Ausführung der Verrichtung einem Dritten widerrechtlich zufügt (§ 831 BGB.). Bei nicht rechtsfähigen Vereinen ist auch eine persönliche Haftung der Vertreter selbst vorgesehen (§ 54 BGB.). Die Verbände haften aber grundsätzlich nicht für Friedensbrüche, die ihre Mitglieder begehen; eine Haftung des Verbandes hierfür kann nur in Frage kommen, wenn er seiner Pflicht, auf die Mitglieder zur Unterlassung störender

Maßnahmen einzuwirken, nicht genügt. Der Umstand, daß ein Verband etwa nicht rechtsfähig ist, ist prozessual bedeutungslos. Denn auch ein nicht rechtsfähiger Verein kann verklagt werden (§ 54 Satz 1 aaO., § 50 Abs. 2 ZPO.) (zu vgl. Reichsgerichtsentscheidungen vom 20. Januar 1910 — siehe oben — und 13. Oktober 1911 — Zeitschrift „Gewerbe- und Kaufmannsgericht" XVII, Nr. 5 Sp. 117, Soz. Praxis Jahrgang XXI Nr. 6 Sp. 174, Oppenheimer aaO. S. 42 ff., 50, Sinzheimer „Rechtsfragen" S. 25 ff. und in den „Verhandlungen der Gesellschaft für Soziale Reform", Jena, Verlag von Gustav Fischer 1914, S. 32 ff.).

Ein Rücktritt vom Abkommen ist, wenn einer der Vertragsteile seinen Verpflichtungen nicht nachkommt, grundsätzlich nicht gegeben. Insbesondere kennt das BGB. ein allgemeines Rücktrittsrecht wegen veränderter Umstände (sog. clausula rebus sic stantibus) nicht. Vielmehr kann der nichtsäumige Teil zunächst nur nachträgliche Erfüllung und außerdem unter Umständen Schadenersatz wegen verspäteter Erfüllung verlangen (§ 286 Abs. 1 BGB.). Ein Recht zum Rücktritt vom ganzen Abkommen hat er nur, wenn (§ 326 Abs. 1, 2 BGB.):

1. der andere Teil mit der Leistung, die ihm nach dem A. obliegt, im Verzuge (§ 284 BGB.) ist;
2. wenn ferner die rückständige Leistung im Verhältnis zur Gesamtleistung nicht bloß geringfügig ist; bei der Beurteilung sind die erwähnten Grundsätze über Treu und Glauben anzuwenden;
3. wenn der nichtsäumige Teil dem säumigen eine angemessene Nachfrist mit der Erklärung gesetzt hat, daß er die Annahme nach Ablauf der Frist ablehne. Der Bestimmung

der Nachfrist bedarf es dann nicht, wenn nachweislich infolge des Verzugs die Erfüllung des ganzen A. für den nichtsäumigen Teil kein Interesse hat.

Unter denselben Voraussetzungen kann Schadenersatz wegen Nichterfüllung verlangt werden (§ 326 aaO.).

Im Falle des Rücktritts ist der Anspruch auf Schadenersatz ausgeschlossen. Auf das im § 326 bestimmte Rücktrittsrecht finden die für das vertragsmäßige Rücktrittsrecht geltenden Vorschriften der §§ 346 bis 356 BGB. entsprechende Anwendung (§ 327 BGB.).

Die im § 326 bestimmten Rechte sind auch dann gegeben, wenn ein Vertragsteil durch positive Vertragsverletzungen die Erreichung des Vertragszwecks gefährdet, z. B. erklärt, er sage sich vom A. los (zu vgl. Reichsgerichtsentscheidungen in der Sammlung für Zivilsachen Bd. 54 S. 98, Bd. 57 S. 105).

Übrigens bildet auch die Gesamtheit der am A. unmittelbar beteiligten Verbände eine Tarifgemeinschaft und damit einen nicht rechtsfähigen Verein, der als solcher ebenfalls in Anspruch genommen werden kann (zu vgl. Reichsgerichtsentscheidungen vom 22. März 1911, „Gewerbe- und Kaufmannsgericht" XVI Sp. 371, vom 2. Februar 1905, 25. Oktober 1910 und 19. November 1912, Sammlung für Zivilsachen Bd. 60 S. 94, 99, Bd. 74 S. 371 ff., Bd. 81 S. 4 ff., vom 20. Oktober 1906 in Seufferts Archiv Bd. 62 S. 129).

2. Der Beitritt der einzelnen Kassen und Ärzte zu dem Abkommen.

Für die einzelnen Kassen und Ärzte ist das A. nicht ohne weiteres verbindlich. Denn es ist kein

Gesetz, und zu den Vertragsparteien gehören die einzelnen Kassen und Ärzte auch nicht. Eine Verbindlichkeit für sie aus dem A. ist daher nur gegeben:

1. wenn sie den am A. unmittelbar beteiligten Verbänden angehören und diesen durch Satzung oder sonst durch Vollmacht die Befugnis zum Abschluß des A. erteilt haben,
2. andernfalls nur, wenn sie dem A. beitreten (zu vgl. v. Landmann, aaO. S. 235).

Im ersteren Falle erstreckt sich die Verbindlichkeit des A. auch auf die erst später in den Verband eintretenden Mitglieder.

Im übrigen wird natürlich von den Verbänden erwartet, ja es ist als eine ihnen im A. zwar nicht ausdrücklich auferlegte, aber aus seinem Geiste abzuleitende selbstverständliche Pflicht anzusehen, daß sie ihren Einfluß auf ihre Mitglieder dahin geltend machen, das A. als für sich verbindlich anzuerkennen. Die nach Gesetz (RVO. §§ 327ff., 338, 341, 342, 345) oder Satzung berufenen Organe der Kassen (Vorstand, Ausschuß) haben daher über den Beitritt zu dem A. Beschluß zu fassen.

Das gilt natürlich um so mehr von denjenigen Ärzten und Kassen, die nicht zu den am A. beteiligten Verbänden gehören. Denn der Beitritt zu dem A. steht sämtlichen Ärzten und Kassen im Deutschen Reiche offen, gleichviel, ob sie Organisationen angehören oder nicht. Es ist ja einer der Hauptgrundsätze des A., unter Verwerfung des Organisationszwanges auch die Interessen der nicht organisierten Ärzte zu schützen (zu vgl. A. Nr. 1 Abs. 1, Bestimmungen über das AR. I).*)

---

*) Über die entgegengesetzte Ansicht M u g d a n s und H a r t m a n n s vgl. S. 35.

Daß aber a l l e Ärzte und Kassen dem A. beitreten, liegt nicht nur im Interesse des allgemeinen Friedens und des öffentlichen Wohles, sondern auch im wohlverstandenen Interesse der einzelnen Ärzte und Kassen selbst. Das A. ist für a l l e Kassen ohne Ausnahme von Bedeutung, ob sie nun mit den Ärzten bisher im Streit sich befanden oder den vertragschließenden Verbänden angehören oder nicht, insbesondere auch für die Kassen, die noch laufende Verträge mit den Ärzten haben. Denn auch diese werden sich nach Ablauf der Verträge, also einer verhältnismäßig kurzen Zeit, vor die Notwendigkeit gestellt sehen, neue Verträge mit Ärzten zu schließen. Wenn sie sich für diesen Fall davor sichern wollen, daß ihnen von den Ärzten Bedingungen gestellt werden, gegen deren Annahme sie Bedenken haben müssen, bietet sich in den durch das A. geschaffenen Schiedseinrichtungen das wirksamste, wenn nicht das einzige Mittel, zu einem Vertrage zu gelangen, der auch ihren Interessen gerecht wird. Treten sie dem A. nicht bei, so bestimmt sich ihre Stellung lediglich nach der RVO. (S. 5—7). Das kann aber zur Folge haben, daß ihnen das einzige Kampfmittel, das ihnen vom Gesetz im Streit mit den Ärzten gegeben ist, versagt wird. Denn nach § 370 kann ihnen vom OVA. die Ermächtigung, ihren erkrankten Mitgliedern statt ärztlicher Behandlung bar Geld zu gewähren und damit eine Inanspruchnahme der Ärzte zu vermeiden, nur erteilt werden, wenn es ihnen infolge des Verhaltens der Ärzte nicht gelingt, einen Vertrag zu angemessenen Bedingungen zu schließen. Wenn aber die Kassen von der ihnen durch das A. gebotenen Möglichkeit, angemessene Kassenarztverträge zu erlangen, nicht Gebrauch machen, so laufen sie Gefahr, daß die Schuld an dem Mangel einer ärztlichen Versorgung ihnen selbst zugeschrieben wird. Naturgemäß haben die Kassen, die das A. nicht annehmen, auch keinen Anspruch darauf, zu den im A. vorgesehenen, paritätisch zu besetzenden Ausschüssen ihre Vertreter zu wählen, sie haben daher keinerlei Einfluß auf die Beschlüsse dieser Organe. Es liegt aber auf der Hand, daß die Vertragsbedingungen, die von diesen Organen für ihre Bezirke als angemessen erklärt werden, vielfach auch sonst in dem Bezirk allgemein für angemessen gelten werden, so daß sich die Ärzte auch den nicht am A. beteiligten Kassen gegenüber auf diese Bedingungen werden berufen können. Alsdann sind die Kassen nicht mehr in der Lage, ihre Forderungen den Ärzten gegenüber durchzusetzen.

Der Beitritt der Kassen und Ärzte zum A. kann ausdrücklich, er kann aber auch stillschweigend geschehen, z. B. dadurch, daß sich Kassen der neugeschaffenen Einrichtungen bedienen.

Der Beitritt ist jederzeit möglich und hat immer dieselbe Wirkung. Der Beitretende unterwirft sich dem A. und den Ausführungsbestimmungen. Das A. bildet sowohl für sich als auch zusammen mit den Ausführungsbestimmungen ein innerlich organisch verbundenes, untrennbares Ganzes, das nur als solches angenommen oder abgelehnt werden kann. Für die Bestimmungen des A. selbst versteht sich dies von selbst. Denn es geht nicht an, daß sich die Tausende von Ärzten und Kassen gewisse ihnen zusagende Bestimmungen heraussuchen und annehmen, andere aber ablehnen. Insbesondere ist die Bestimmung der Nr. 11 des A. über die Beteiligung an der Abfindung der „Nothelfer" (S. 11) eine Bestimmung wie jede andere und bildet einen integrierenden Teil des A., der von dessen Annahme ohne weiteres mitergriffen wird. Das A. steht aber auch mit den Ausführungsbestimmungen in einheitlichem Zusammenhange. Dies folgt nicht nur daraus, daß in dem A. eine paritätische Besetzung der neugeschaffenen Einrichtungen vorgesehen wird, die naturgemäß die Festsetzung näherer Einzelheiten voraussetzt, sondern ist auch im Eingang des A. selbst mit dürren Worten zum Ausdruck gekommen, wonach das A. „als Grundlage für weitere Verhandlungen" vereinbart worden ist. Den zwiefachen Sinn dieser Worte legt Hartmann S. 54—55 richtig dahin aus, daß die eigentlichen Verhandlungen über die Arztverträge durch das A. nicht entbehrlich gemacht, sondern nur bis zu einem gewissen Grade vorbereitet werden sollen, und daß ferner das A. nicht als eine abschließende, erschöpfende Kodifikation, sondern als durch Ausführungsbestimmungen erläuterungsbedürftig bezeichnet werden soll. Demzufolge ist es ausgeschlossen, daß Kassen, die das A. vor Erlaß der Ausführungsbestimmungen angenommen haben, die Annahme der Ausführungsbestimmungen ablehnen.

3. Der Geltungsbereich des Abkommens in sachlicher, räumlicher und zeitlicher Beziehung.

Der oben (S. 16) erwähnte Grundsatz, daß das A. für alle Kassen und Ärzte gelte, wird durch einige Ausnahmen durchbrochen. Es lassen sich zwei Arten dieser Ausnahmen unterscheiden.

I. Das A. gilt nicht für gewisse Arten von Kassen:

1. Die „Ersatzkassen" (freie Hilfskassen, §§ 503 bis 525 RVO.) fallen nicht unter das A. Denn § 368 RVO. und das in Ausführung dieser Vorschrift getroffene A. bezieht sich nur auf die KKn. im Sinne der RVO. Dazu gehören aber die Ersatzkassen nicht

(§ 225). Sie sind daher zum Beitritt nicht berechtigt. Der Verband kaufmännischer Hilfskassen hat mit dem Leipziger Verband einen besonderen Tarifvertrag abgeschlossen.

2. Die Betriebs-KKn. der Eisenbahnverwaltung und die knappschaftlichen KKn. sind durch ausdrückliche Bestimmung (A. Nr. 8) dem A. nicht unterstellt. Letztere Kassen sind ebenfalls keine „Krankenkassen" im Sinne der RVO. (§ 225 Abs. 1, 2, § 312, 495 ff.). Unter den Betriebs-KKn. der „Eisenbahnverwaltung" werden nur die fiskalischen zu verstehen sein, sonst hätte das A. offenbar von „Eisenbahnverwaltungen" gesprochen. Diese Betriebs-KKn. unterfallen zwar ebenfalls den Vorschriften der RVO. (zu vgl. § 246), sind ebenfalls rechtsfähig (§ 4) und verwalten sich selbst (§§ 5, 327, 338). Immerhin sind die Verhältnisse bei ihnen besonders gelagert. Dies ist der Grund, warum die fiskalischen Betriebs-KKn. vom A. ausgenommen worden sind. Befremden muß die Mitteilung Hartmanns S. 73 erregen, in den Verhandlungen über das A. sei ausdrücklich festgestellt worden, daß der preußische Handelsminister bei seinem Verlangen nach einer Ausnahmestellung der genannten Kassen offenbar wünsche, der ärztlichen Organisation ein Kampffeld offen zu halten. Wer diese Feststellung getroffen haben soll, sagt Hartmann nicht. Daß sie von einer amtlichen Persönlichkeit ausgegangen sein sollte, erscheint jedenfalls ausgeschlossen. Eine irgendwie maßgebende Bedeutung kann ihr deshalb wohl nicht zukommen. Es wäre auch unerfindlich, daß gerade die staatlichen Kassen aus der allgemeinen Friedensaktion ausgeschlossen werden sollten, lediglich um den Ärzten ein Gebiet für neue Streitigkeiten zu eröffnen.

3. Für Land-KKn. (und für die an ihre Stelle tretenden Orts-KKn.) ist in Nr. 9 des A. der Erlaß besonderer Bestimmungen vorbehalten. Dieser Vorbehalt ist offenbar gemacht worden, weil sich damals die Verhältnisse der erst vom 1. Januar 1914 ab bestehenden Land-KKn. noch nicht sicher übersehen ließen. Besondere Bestimmungen sind aber bisher nicht getroffen worden. Ob dies nicht in Zukunft notwendig werden wird, insbesondere wenn der in Aussicht genommene Reichsverband der Land-KKn. gegründet ist, bleibt abzuwarten.

II. Das A. gilt nicht für gewisse Verträge zwischen den KKn. und Ärzten (Nr. 7 des A., Nr. 1 des Protokolls.)

1. Alte Verträge, die zur Zeit des Vertragsschlusses noch liefen, konnten natürlich dem neuen Abkommen nicht unterworfen werden, weil sie unter ganz anderen Voraussetzungen geschlossen waren.

2. Aber auch gewisse neue Verträge bleiben aus demselben Grunde unberührt, nämlich:

a) wenn sie bereits vor dem Abschluß des A. fertig vereinbart und nur deshalb nicht unterschrieben waren, weil die beteiligten Ärzte noch nicht die Genehmigung des Leipziger Verbandes erhalten hatten. Sie gelten als zur Zeit des Abkommens bereits abgeschlossen;

b) wenn sie ohne Kenntnis des A. bis zum Ablauf des 28. Dezember 1913 abgeschlossen worden sind.

In räumlicher Hinsicht deckt sich der Geltungsbereich des A., da es zur Ausführung des § 368 RVO. getroffen ist, an sich mit dem Bereiche der RVO. Das A. gilt daher grundsätzlich für den ganzen Umfang des Deutschen Reichs. Praktisch hat dies zu bedeuten, daß alle im Deutschen Reiche wohnhaften und im Deutschen Reiche approbierten Ärzte sowie alle KKn.

im Sinne der RVO. dem A. beizutreten berechtigt sind. Da sie nicht gleichzeitig dazu verpflichtet sind, so ist es möglich, daß in einem Teile des Deutschen Reichs das A. für alle oder einzelne Kassen nicht in Kraft tritt, wie z. B. in Württemberg, wo eine Reihe von Kassen mit dem Eßlinger Delegiertenverband einen besonderen Landesarztvertrag auf der Grundlage der organisiert freien Arztwahl geschlossen haben. Aber nicht alle württembergischen Kassen haben sich an diesem Landesarztvertrage beteiligt, so der Süddeutsche Betriebs-KKn.-Schutzverband.

Was die zeitliche Wirksamkeit betrifft, so gilt das A. nach Nr. 13 vom 1. Januar 1914, also von demselben Tage ab, an welchem auch die Vorschriften der RVO. für das Gebiet der Krankenversicherung, insbesondere die §§ 368 ff., in Kraft getreten sind. Die Ausführungsbestimmungen sind erst später vereinbart und unterzeichnet worden, man wird aber ihre Rückwirkung auf den Tag des Inkrafttretens des A., von dem sie einen Teil bilden, annehmen müssen. Dies gilt ohne Zweifel besonders für solche Ausführungsbestimmungen, welche nur eine authentische Interretation von Bestimmungen des A. bilden. Denn die interpretierende Norm schafft kein neues Recht, stellt vielmehr nur den Sinn einer bisher schon geltenden Bestimmung klar.

Die Geltungsdauer ist zunächst auf 10 Jahre, bis zum 31. Dezember 1923, festgelegt. Mit dem genannten Tage läuft aber das A. nicht unbedingt ab. Vielmehr gilt es vom 1. Januar 1924 ab auf unbestimmte Zeit weiter, dann aber „unter dem Vorbehalt einjähriger Kündigung, die nur auf den 1. Januar zuständig*) ist". Man wird annehmen müssen, daß diese Kündigung

---

*) Gleichbedeutend mit „zulässig".

mit einjähriger Frist schon dann erforderlich ist, wenn das A. am 31. Dezember 1923 außer Geltung treten soll, daß also das A. trotz des nach dem Kalender genau bestimmten dies ad quem nicht von selbst abläuft. Dafür spricht auch A. Nr. 13 Satz 2. Danach ist für den Fall der Kündigung die Einleitung weiterer Verhandlungen für die Vorbereitung eines neuen Abkommens vereinbart und in die Hände des Zentralausschusses gelegt. Daß diese neuen Verhandlungen auch schon vor dem 31. Dezember 1923 stattzufinden haben, falls das gegenwärtige A. zu diesem Termin ablaufen soll, kann nicht zweifelhaft sein. Diese neuen Verhandlungen sollen aber gerade durch die Kündigung mit einjähriger Frist ermöglicht werden.

III. Inhalt des Abkommens und der Ausführungsbestimmungen.

Der Zweck des A. ist vornehmlich der, den Abschluß des Vertrags zwischen einer Kasse und den Ärzten dem einseitig bestimmenden Einfluß desjenigen der beiden Teile, der gerade zufällig das Übergewicht hat und deshalb dem andern Teile seinen Willen aufzwingen kann, zu entziehen und die Vertragsverhandlungen von dem gemeinsamen und gleichberechtigten Zusammenwirken beider Teile abhängig zu machen. Um dieses Ziel zu erreichen, hat das A. in Verbindung mit den Ausführungsbestimmungen eingeführt:

1. eine Reihe von Schiedseinrichtungen,

2. ein geordnetes Verfahren.

Durch diese Einrichtungen und in diesem Verfahren werden die Voraussetzungen geschaffen, auf Grund deren die Einzelverträge zwischen Arzt und Kasse zustande kommen. Diese Voraussetzungen sind:

1. die Vereinbarung der Bedingungen, unter denen der Arzt die ärztliche Versorgung der Kassenmitglieder übernimmt,
2. die Auswahl des Arztsystems und des Kassenarztes.

A. Die Verfassung.

Nach dem A. (A. Nr. 1, 4—6, 12) und den Ausführungsbestimmungen sind die neuen Schiedseinrichtungen folgende:

1. das Arztregister und der Ausschuß zur Auswahl des anzustellenden Kassenarztes („Registerausschuß"),
2. der Vertragsausschuß,
3. das Schiedsamt,
4. der Zentralausschuß,

endlich noch ein „Schiedsgericht" zur Entscheidung über Ansprüche aus abgeschlossenen Verträgen (VA. VII).

Die Schiedseinrichtungen sind obligatorisch. Denn einmal sind die Ausführungsbestimmungen selbst ebenso wie das A., mit dem sie eine Einheit bilden (S. 18), zwingend, und sodann ordnen sie die Schiedseinrichtungen überall in zwingender Form an. Für die hier und da vertretene Auffassung, daß die „Bestimmungen", wie sie sich selbst nennen, lediglich allgemeine Grundsätze dispositiver oder instruktioneller Natur aufstellen, fehlt es an jedem Anhalt. Deshalb müssen die Schiedseinrichtungen mindestens in allen den Bezirken sofort geschaffen werden, wo wenigstens eine Kasse dem A. beigetreten ist. Sie werden an die Stelle derjenigen treten müssen, die etwa mittlerweile für einzelne Bezirke getroffen sind. Es steht aber nichts entgegen, daß ein Schiedsgericht, das zwischen einer Kasse und den für sie in Betracht kommenden Ärzten zur Entscheidung der zwischen ihnen entstandenen Streitigkeiten besonders vereinbart ist, in Wirksamkeit bleibt, solange nicht die nach den Ausführungsbestimmungen zu bildenden Organe ins Leben getreten sind (Erlaß des preußischen Handelsministers vom 17. II. 1914, HM. S. 87).

Auch die in den Ausführungsbestimmungen (AR. IX, VA. III, SchA. II) vorgesehenen Wahlordnungen werden überall zu erlassen sein.

I. Allgemeines.

1. Die Aufgaben der Versicherungsämter und Oberversicherungsämter zur Durchführung des Abkommens.

Gewisse Aufgaben sind den Versicherungsbehörden (§ 35 RVO.) zugewiesen.

Dem Versicherungsamte liegt ob:

1. die Führung des Arztregisters (AR. I, VII, VIII);
2. eine Mitwirkung bei der Auswahl eines anzustellenden Arztes (AR. VI, VII);
3. eine Mitwirkung bei der Bildung des Register- und des Vertragsausschusses (AR. IX, VA. III), nach Bestimmung der Wahlordnung Leitung der Wahl der Kassen- und Ärztevertreter für diese Organe (S. 32);
4. die Geschäftsführung für
   a) den Registerausschuß (AR. X),
   b) den Vertragsausschuß (VA. IV Abs. 1);
5. eine Mitwirkung im Registerausschuß bei Streitfällen (AR. XII);
6. als Durchgangsstelle:
   a) Weitergabe der Beschwerde gegen den Beschluß des Registerausschusses über die Auswahl eines anzustellenden Arztes an das

Schiedsamt und gutachtliche Äußerung dazu (AR. XIV),

b) Vorlage der im Vertragsausschusse nicht endgültig erledigten Kassenarztvertragsverhandlungen bei dem Schiedsamt (VA. VI);

7. Vorsitz im Vertragsausschuß als Schiedsgericht (VA. VII, Abs. 2).

Dem Oberversicherungsamte liegt ob:

1. eine Mitwirkung bei der Vereinbarung der für die Auswahl des anzustellenden Kassenarztes festzustellenden Regeln (AR. VII, Abs. 1);

2. der Erlaß der Wahlordnungen für den Register- und den Vertragsausschuß (AR. IX Abs. 6, VA. III Abs. 6), ev. auch für das Schiedsamt (SchA. II Abs. 6; so in Preußen;

3. nach Bestimmung der Wahlordnung Leitung der Wahl der Kassen- und Ärztevertreter für das Schiedsamt (S. 32);

4. die Bestellung eines Vorsitzenden für den Registerausschuß (AR. XII Abs. 1);

5. der Vorsitz im Schiedsamt und bei Ablehnung die Bestellung eines anderen Vorsitzenden (SchA. I Abs. 2);

6. Ernennung der beiden Unparteiischen für das Schiedsamt (SchA. I Abs. 2);

7. die Geschäftsführung für das Schiedsamt (SchA. III Abs. 1).

2. Die Bestellung der Vertreter der Kassen und Ärzte für die Schiedsorgane.

Die Ausschüsse, das Schiedsamt, das Schiedsgericht sind Organe mit ganz verschiedenartigen Aufgaben: Der Registerausschuß wählt aus den im Arztregister eingetragenen Ärzten einen Arzt aus und präsentiert ihn der Kasse, die einen Arzt braucht; etwaige Beschwerden gegen seine Beschlüsse entscheidet das Schiedsamt. Der Vertragsausschuß macht für die Bedingungen, die den Verträgen zwischen Kasse und Ärzten zugrunde gelegt werden sollen, die Vorschläge, über die im Streitfall das Schiedsamt endgültig entscheidet. Danach sind der Registerausschuß und das Schiedsamt beschließende Organe, der Vertragsausschuß ist lediglich vermittelndes Organ. Der Zentralausschuß ist ein Interpretationsorgan. Das Schiedsgericht tritt sogar an die Stelle der erkennenden Gerichte als entscheidende Instanz Alle diese Organe haben aber eins gemeinsam: sie sind mit Vertretern der Ärzte und der Kassen, also paritätisch besetzt (A. Nr. 1, 4, 5, 6, 12; AR. IX, XII, VA. III, VII, SchA. II, ZA. § 2).

Über die Art der Entsendung der Vertreter zum Schiedsgericht ist nichts bestimmt. Die Festsetzung der Einzelheiten wird Sache des Vertragsausschusses sein (S. 56).

Für die übrigen Organe ist die Bestimmung der Vertreter ausdrücklich geregelt. Sie geschieht teils durch besondere Wahl, teils durch vorherige Verständigung der Kassen, teils durch Ernennung, und zwar immer auf die Dauer von 5 Jahren.

Für den Zentralausschuß werden sowohl die Vertreter der Ärzte wie die der Kassen (je 5) nur von den am A. unmittelbar beteiligten Vereinigungen der Ärzte und Kassen ernannt.

Für den Register- und den Vertragsausschuß muß die Bestellung der Kassenvertreter stets durch eine Verständigung zwischen den Kassenvorständen des Bezirkes (oder deren Bevollmächtigten) auf Veranlassung und unter Leitung des Vorsitzenden des Versicherungsamts versucht werden. Wird eine Verständigung erzielt, so findet eine besondere Wahl nicht mehr statt.

Im übrigen werden aber alle Vertreter nur durch besondere Wahl bestimmt, also:

1. für alle Organe die Vertreter der Ärzte,
2. für das Schiedsamt auch die Vertreter der Kassen.

Gewählt werden ordentliche Vertreter und Stellvertreter, und zwar für den Register- und den Vertragsausschuß mindestens*), für das Schiedsamt immer nur je 3 Vertreter der Kassen und der Ärzte.

Das aktive und passive Wahlrecht ist auf seiten der Kassen einfach geregelt. Für den Registerausschuß, den Vertragsausschuß und das Schiedsamt sind wahlberechtigt die Vorstandsmitglieder derjenigen KKn., welche im Bezirke des Arztregisters bzw. des Schiedsamts ihren Sitz haben. Für die Wahl zum Vertragsausschuß und zum Schiedsamt werden diese Kassen zu einer Vereinigung zusammengeschlossen (VA. II, Abs. 1, SchA. II Abs. 1). Über die Wählbarkeit ist ausdrücklich nur bestimmt, daß in der Regel verschiedene Kassenarten vertreten sein sollen, und daß mindestens ein Kassenvertreter Arbeitgeber sein soll. Das ist aber auch nur eine „Soll"-Vorschrift, die Ausnahmen nicht unbedingt ausschließt**). Daß die wählbaren Kassenvertreter aus den Kassen des Bezirkes hervorgehen müssen, ist nicht gesagt, man wird es aber als selbstverständlich annehmen müssen. Daß sie unbedingt den Organen dieser Kassen (Vorstand oder Ausschuß §§ 327, 338

---

*) Die Bestimmung (VA. III Abs. 1), daß der Vertragsausschuß in einer Besetzung von je 3 Vertretern der Kassen und der Ärzte „beschließt", hindert nicht, daß von Anfang an eine größere Zahl von Vertretern gewählt wird, aus deren Reihen später einzelne für die Sitzungen des Vertragsausschusses ausgewählt werden. Für den Registerausschuß ist diese Möglichkeit ausdrücklich vorgesehen (AR. IX Abs. 1: „mindestens").

**) Über die Beteiligung der im Register- oder im Vertragsausschusse nicht beteiligten Kassenart zu vgl. S. 36, 37.

RVO.) angehören müssen, ist nur für den Registerausschuß vorgeschrieben (AR. IX Abs. 2 letzter Satz).

Auf seiten der Ärzte sind wahlberechtigt:

1. zum Registerausschuß alle im Arztregister
eingetragenen Ärzte (AR. IX Abs. 3), also auch
solche, welche noch gar nicht Kassenpraxis treiben;

2. zum Vertragsausschuß und zum Schiedsamt
aber nur diejenigen Ärzte, die im Bezirke des Vertragsausschusses bzw. des Schiedsamts bereits zur Kassenpraxis zugelassen sind (VA. II Abs. 1, III Abs. 3,
SchA. II Abs. 1, 3), wenn auch nur von einer Kasse, die
in diesem Bezirke gar nicht ihren Sitz hat. Daß alle
Ärzte des Bezirkes die Wahlberechtigung haben, kann
allerdings vorkommen und zwar, wenn mindestens
eine Kasse des Bezirkes die freie Arztwahl hat. Die
zugelassenen Ärzte des Bezirkes bilden zum Zweck
der Wahl eine „Vereinigung" (VA. II Abs. 1, SchA.
II Abs. 1). Das ist aber eine andere als die ärztlichen Lokalorganisationen des Leipziger Verbandes.
Der Versuch Hartmanns S. 66, 67, diese mit
den „Vereinigungen" des Abkommens zu identi-
fizieren, kommt einem Versuche gleich, die nichtorga-
nisierten Ärzte in die ärztliche Organisation hinein-
zuzwingen, ein Versuch, der dem A. widerspricht
(S. 16). Wenn wirklich, wie Hartmann mitteilt, die
Stettiner Lokalorganisation des Leipziger Verbandes für sich bereits die Bezeichnung „Freie Vereinigung der ins Arztregister eingetragenen Ärzte" in
Anspruch genommen haben sollte, so ist dies auf
jeden Fall selbst dann zu verwerfen, wenn es zufällig
zurzeit in Stettin keinen unorganisierten Arzt geben
sollte. Es können jederzeit solche Ärzte auftreten
und sich ins Arztregister eintragen lassen. Die fal-
sche Bezeichnung des Stettiner Lokalvereins kann
aber bei diesen Ärzten den Eindruck erwecken, als

müßten sie erst Mitglieder des Leipziger Verbandes sein, ehe sie sich ins Arztregister eintragen dürften. Das Stettiner Beispiel und die von Hartmann empfohlene Nachahmung fordert nachdrücklichen Widerspruch heraus. Im übrigen ist die Gesamtheit der im Arztregister eingetragenen Ärzte überhaupt nicht als eine „Vereinigung" gedacht. Vielmehr treten nur die zugelassenen Ärzte und auch diese nur im Bedarfsfalle zu einer Wahlvereinigung zusammen. Es muß durchaus der Eindruck vermieden werden, als wenn das Abkommen für seine Zwecke die dauernde Vereinigung von Ärzten voraussetze oder gar selbst schaffe.

Die Wählbarkeit der Ärztevertreter ist für die verschiedenen Schiedsorgane verschieden geregelt.

Im Registerausschusse (A. Nr. 1 Abs. 2, AR. IX Abs. 3) müssen die zur Kassenpraxis zugelassenen Ärzte in der Mehrheit sein, und nur im übrigen sind auch andere Ärzte wählbar, die aber wenigstens im Bezirke wohnen müssen (z. B. der Kreisarzt oder der Regierungs- und Medizinalrat oder ein Mitglied der Ärztekammer, sofern sie im Bezirke wohnen). Nicht zu billigen ist die Ansicht Hartmanns S. 60, daß Führer der Ärztebewegung auch dann gewählt werden dürfen, wenn sie keine Kassenpraxis treiben. Natürlich können sie gewählt werden, wenn sie sich mit Kassenpraxis befassen, und in diesen Fällen werden sie sich auch häufig unter den Gewählten befinden. Wenn aber der kleinere Teil der Ärztevertreter auch aus Ärzten ohne Kassenpraxis bestehen kann, so sollte dadurch lediglich die Zuziehung von solchen Ärzten ermöglicht werden, die über den Parteien stehen. Dazu gehören aber die Organisationsführer ohne Kassenpraxis ganz gewiß nicht.

Die Wahl der Kassen und der Ärzte erfolgt nach

den Grundsätzen der Verhältniswahl mit gebundenen Listen. Die Verhältniswahl hat folgende Bedeutung:

1. Vor allem bezweckt sie den Schutz der Minderheit der Wähler. Gewählt ist nicht bloß derjenige, der die absolute oder relative Mehrheit der Wähler auf sich vereinigt („Mehrheitswahl"), sondern schon derjenige, der eine gewisse — nach Lage des einzelnen Falles verschieden große — Minderheit von Stimmen für sich hat.

2. Regelmäßig — und so auch bei den hier in Betracht kommenden Wahlen — ist die Verhältniswahl verbunden mit der „Eventualstimmgebung" zwecks Ausnützung der Stimmkraft des einzelnen Wählers zugunsten seiner Gruppe: von den abgegebenen Stimmen, durch die ein vorgeschlagener Bewerber gewählt ist, wird der Überschuß, dessen der Vorgeschlagene zu seiner Wahl nicht mehr bedarf, einem anderen Vorgeschlagenen derselben Partei zugezählt.

Das System der gebundenen Listen bedeutet: Der Wähler hat unter den mehreren vorher von gewissen Parteigruppen eingereichten Vorschlagslisten die Wahl, muß sich aber für eine entscheiden. In Preußen sind durch die vom Handelsminister mit Erlaß vom 17. II. 14 (HM. S. 87, 88, 99 ff.) veröffentlichten Muster-Wahlordnungen für die Wahlen zum Registerausschuß, Vertragsausschuß und Schiedsamt sogar „streng gebundene Listen" eingeführt, d. h. der Wähler ist nicht nur an die in einer Vorschlagsliste als Bewerber genannten Personen, sondern auch an ihre Reihenfolge in der Liste gebunden.

Die übrigen Bundesstaaten werden voraussichtlich die preußischen Musterwahlordnungen im wesentlichen übernehmen. Danach wird sich die Vorbereitung der Wahl, die Wahl selbst und die Ermittlung des Stimmergebnisses für alle Organe gemeinsam in der Regel folgendermaßen vollziehen:

Zur Vorbereitung der Wahl teilt der Wahlleiter (in Preußen für den Register- und den Vertragsausschuß: der Vorsitzende des VA., für das Schiedsamt: der Vorsitzende des OVA.) mehrere Wochen vor der Wahl den wahlberechtigten Kassen und Ärzten die auf sie entfallende Stimmenzahl sowie den Termin der Wahl mit der Aufforderung mit, ihm bis zu einem bestimmten Tage Vorschlagslisten einzureichen. Diese sind für die Vertreter der Kassen und Ärzte getrennt aufzustellen. Jede Vorschlagsliste hat dreimal so viel Namen zu enthalten, als Vertreter zu wählen sind. Sie muß von einer in der Wahlordnung vorgesehenen Mindestzahl von Wahlberechtigten unterschrieben, auch muß ihr die Erklärung eines jeden in der Liste Genannten beigefügt sein, daß er zur Annahme der Wahl bereit ist. Wer auf mehreren Listen vorgeschlagen ist, wird vom Wahlleiter aufgefordert, sich binnen einer Frist für eine bestimmte Liste zu entscheiden. Erklärt er sich nicht binnen dieser Frist, so wird sein Name auf allen Vorschlagslisten gestrichen. Dementsprechend dürfen bei Ersatzvorschlägen nur solche Bewerber benannt werden, die nicht bereits in einer Vorschlagsliste aufgeführt sind. Ebenso darf jeder Wähler nur eine Vorschlagsliste unterzeichnen, sonst wird seine Unterschrift auf allen Vorschlagslisten gestrichen; Ersatzunterschriften sind binnen einer Frist nachzubringen, sonst kann die Liste mangels der erforderlichen Mindestzahl von Unterschriften ungültig werden. Es können sich auch noch andere Anstände ergeben. Diese müssen bis zu einem bestimmten Tage vor dem Wahltermine beseitigt sein. Dann stellt der

Wahlleiter die gültigen Vorschlagslisten fest und übersendet sie einige Tage vor dem Wahltag den Wahlberechtigten.

Wird bis zu dem für die Einreichung der Vorschlagslisten bestimmten Termine nur eine Vorschlagsliste von den Vorstandsmitgliedern der KKn. oder den Ärzten eingereicht, so hat natürlich eine Wahl keinen Zweck, es findet daher bei dieser Gruppe keine Wahl statt. Vielmehr gelten von den in der Vorschlagsliste gültig verzeichneten Personen in der Reihenfolge der Liste so viele ohne weiteres als gewählt, als Vertreter zu wählen sind.

Die Wahl ist schriftlich und wird durch Abgabe eines Stimmzettels ausgeübt. Die Stimmzettel müssen bestimmten Erfordernissen genügen. Sie dürfen nicht unterschrieben sein und keinen Widerspruch oder Vorbehalt enthalten und müssen bis zum Ablauf der Wahlfrist bei dem Wahlleiter in einem dem Wahlberechtigten übersandten, amtlich gestempelten Wahlumschlag eingehen. Vor allem aber dürfen nicht einzelne Personen, sondern nur Vorschlagslisten gewählt werden und zwar immer nur eine ohne die geringste Änderung. Deshalb ist jeder Stimmzettel, der von den Vorschlagslisten abweicht, ungültig, dagegen kann als gültiger Stimmzettel auch eine unveränderte Vorschlagsliste eingereicht werden. Schon eine Veränderung in der Reihenfolge der Vorgeschlagenen macht die als Stimmzettel abgegebene Vorschlagsliste ungültig, dagegen genügt schon die bloße Bezeichnung der Liste (z. B. „Liste A") auf dem Stimmzettel.

Die Feststellung des Wahlergebnisses erfolgt durch den Wahlvorstand, d. h. von dem Wahlleiter und je einem von ihm berufenen Vertreter der Ärzte und der beteiligten Kassen. Das Ergebnis der Wahl wird nach dem d'Hondtschen sog. Höchstzahlensystem ermittelt. Danach wird jede auf die einzelne Vorschlagsliste entfallende Stimmenzahl ganz mechanisch mittels Division durch die Zahlen 1, 2, 3, 4 usw. in mehrere Teilsummen zerlegt. Diese Teilsummen werden, gleichgiltig, aus welcher Stimmenzahl sie stammen, der Größe nach geordnet (Höchstzahlen), und in dieser Reihenfolge werden ihnen die zu wählenden Vertreter zugeteilt, d. h. die größte Teilsumme erhält den ersten, die zweitgrößte Teilsumme den nächsten Vertreter usw. Jede Gesamtstimmenzahl und somit jede Vorschlagsliste bekommt dann so viel Vertreter zugesprochen, wie auf ihre Teilsummen entfallen sind. Innerhalb der einzelnen Vorschlagsliste selbst sind die Personen gewählt, die in ihr zuerst aufgeführt sind. Beispiel: Es sind 3 Vertreter der Kassen zu wählen, es sind 3 Vorschlagslisten A, B, C eingereicht worden, und auf Liste A sind 6212, auf Liste B 5626 und auf Liste C 1224 Stimmen abgegeben worden. Dividiert man jede dieser 3 Stimmenzahlen durch 1, 2, 3 usw., so zerfällt die erste Stimmenzahl in die Teilsummen 6212, 3106, 2070 usw., die zweite Stimmenzahl in die Teilsummen 5626, 2813, 1875 usw. und die dritte Stimmenzahl in die Teilsummen 1224, 612, 408 usw. Diese Teilsummen, ihrer Größe nach geordnet, ergeben folgende Reihe von „Höchstzahlen": 6212, 5626, 3106, 2813, 2070, 1875 usw. Da nur 3 Vertreter gebraucht werden, verteilen sich diese nur auf die 3 ersten Höchstzahlen. Von diesen 3 Höchstzahlen gehören die erste und dritte zur ersten Stimmenzahl und somit zur Liste A, die zweite Höchstzahl zur zweiten Stimmenzahl und somit zur Liste B. Die Liste C erhält keinen Vertreter, da selbst die kleinste auf Liste A entfallende Höchstzahl, also 6212 : 3 = 2070 immer noch größer ist als die auf Liste C entfallende größte Höchstzahl 1224 und deshalb vor dieser Höchstzahl rangieren muß.

Die Entscheidungen des Wahlvorstandes sind endgültig. Wahlbeschwerden gehen nicht an eine Behörde, sondern an ihn. In bestimmten Fällen hat er ein neues Wahlverfahren einzuleiten. Dasselbe wird anzunehmen sein, wenn eine Wahl deshalb nicht stattgefunden hat, weil nur eine Vorschlagsliste eingereicht worden ist (S. 33).

In den Erläuterungen, die Dr. Mugdan in den „Ärztlichen Mitteilungen" vom 20. März 1914 (Nr.12, S. 265, 266 *) zu den Wahlordnungen gibt, glaubt er den Schluß ziehen zu können, daß die Wahlen überhaupt nur möglich sind, wenn die Wähler Organisationen angehören. „Das Verhältniswahlsystem schließt die individuelle Freiheit des Wählers vollständig aus, es zwingt geradezu die Berufsstände, sich zu einer Vereinigung zusammenzuschließen, weil der Einzelne bei ihr nur durch eine Vereinigung dahin wirken kann, daß jemand gewählt wird, den er als geeigneten Vertreter ansieht." Diese von Hartmann S. 80 gebilligte Auffassung ist mit dem A. nicht vereinbar. Das A. will gerade die Interessen auch der unorganisierten Ärzte gewahrt wissen und nicht den Organisationszwang begünstigen. Deshalb läßt es ausdrücklich (A. Nr. 1, AR. I) auch die keiner Organisation angehörenden Ärzte zur Eintragung ins Arztregister zu, und deshalb hat es auch gerade von der „Mehrheitswahl" Abstand genommen und sich für die Verhältniswahl entschieden, um die Minderheit zu schützen. Gewiß muß diese Minderheit einen gewissen Umfang annehmen, um sich bei den Wahlen durchzusetzen, und deshalb wird eine bestimmte

---

*) Wörtlich abgedruckt bei Hartmann aaO. S. 80—83.

3*

Anzahl von Ärzten ad hoc zusammengehen müssen. Aber es ist keineswegs erforderlich, daß alle Ärzte einer Organisation angehören müßten.

Auf der Kassenseite kann es naturgemäß vorkommen, daß eine oder die andere Kassenart in dem Ausschuß oder dem Schiedsamt nicht vertreten ist. Gleichwohl sind ihre Interessen, die nicht immer mit denen der anderen Kassenarten identisch sind, wenigstens für den Register- und den Vertragsausschuß noch besonders gewahrt.

Nach der Wahl zum Registerausschuß benennt nämlich die in ihm nicht vertretene Kassenart einen „Ersatzmann" (AR. IX Abs. 2 Satz 2). Dieser tritt in denjenigen Fällen, in denen eine zu der nicht vertretenen Kassenart gehörige Kasse beteiligt ist, an die Stelle des Vertreters derjenigen Kassenart, die im Registerausschuß über die wenigsten Stimmen verfügt; sind mehrere Vertreter derselben Kassenart vorhanden, so scheidet das nach dem Lebensalter jüngste Mitglied aus (AR. XIII). Wenn in Abs. 1 der zuletzt angeführten Bestimmung gesagt ist, daß im einzelnen Falle die Kasse selbst den Ersatzmann bestimmt, so widerspricht dies der Bestimmung in Nr. IX Abs. 2 Satz 2, wo die Bestimmung des Ersatzmanns allgemein für alle die Kassenart berührenden Fälle der Kassenart übertragen ist. Man wird der Bestimmung in Nr. IX wohl den Vorzug geben müssen, weil in ihr der Ersatzmann ausdrücklich für die Fälle der Nr. XIII vorgesehen, und weil in der Tat kein ausreichender Anlaß einzusehen ist, bei den vielen dem Registerausschuß überwiesenen Fällen von mehr untergeordneter Bedeutung in der regelmäßigen Besetzung allzu häufig eine Änderung eintreten zu lassen.

Bei dem Vertragsausschuß ist das anders geregelt, und mit gutem Grunde. Da der Vertragsausschuß allgemein dazu Stellung nehmen soll, welche Bedingungen er einer bestimmten Kasse als angemessen für alle von ihr zu schließenden Kassenarztverträge empfehlen will, so hat die am Vertrage beteiligte Kasse ein besonderes Interesse daran, bei der Regelung der Bedingungen mitzuwirken. Deshalb treten nach VA. III Abs. 7 auf Verlangen dieser Kasse in jedem einzelnen Falle an die Stelle der Vertreter der Kassen „besondere Vertreter", die der Vorstand der beteiligten Kasse bezeichnet. Hier ist auch besonders bestimmt, daß diese Vertreter aus der Mitte der Kassenorgane entnommen werden müssen. Von diesen besonderen Vertretern „soll" ebenfalls, wie bei den gewählten Vertretern (S. 28), mindestens einer Arbeitgeber sein. Nach dieser Bestimmung können alle gewählten Kassenvertreter des Vertragsausschusses durch die „besonderen Vertreter" ersetzt werden. Da dies aber ausdrücklich nur „auf Verlangen" der am Vertrage beteiligten Kasse geschehen soll, so hat es diese Kasse in der Hand, in welchem Umfang sie von ihrer Befugnis Gebrauch machen will; sie ist daher nicht gehindert, nur einen besonderen Vertreter oder zwei in den Ausschuß zu entsenden. Es dürfte sich auch empfehlen, daß sich die Kassen in der Entsendung besonderer Vertreter Beschränkungen auferlegen, da andernfalls die gewählten ordentlichen Vertreter zur Untätigkeit verurteilt sind.

Für das Schiedsamt sind Ersatzmänner oder besondere Vertreter nicht vorgesehen. Offenbar ist der Grund hierfür darin zu suchen, daß das Schiedsamt Angelegenheiten schwerwiegenderer Art endgültig zu entscheiden hat, und daß es deshalb geboten erscheint, es nicht mit Beisitzern zu besetzen, die gewissermaßen Richter in eigener Sache sein würden.

3. Sonstige Bestimmungen.

a) **Die Tätigkeit der Beisitzer der Schiedsorgane ist ehrenamtlich.** Dies ist zwar nur für die Beisitzer des Schiedsamts ausdrücklich ausgesprochen (SchA. III Abs. 2 Satz 1), wird aber entsprechend für alle Schiedsorgane anzunehmen sein. Es bleibt aber den beteiligten Ärzten und Kassen überlassen, den Beisitzern eine Entschädigung im Sinne des § 21, Abs. 2 RVO. zu gewähren, d . h. Erstattung barer Auslagen, Ersatz für entgangenen Arbeitsverdienst oder statt dessen Gewährung eines Pauschalbetrags für Zeitverlust.

b) **Bei Abstimmungen in den Schiedsorganen entscheidet allgemein einfache Stimmenmehrheit** (AR. XI, XII Abs. 1, 2, VA. V, SchA. V Abs. 1), d. h. es siegt die Ansicht, für die mindestens eine Person mehr stimmt als für irgend eine andere Ansicht. Verhalten sich z. B. die abgegebenen Stimmen wie 3:2:1, so dringt die Ansicht mit 3 Stimmen durch. Es ist also nicht erforderlich, daß eine Ansicht mehr als die Hälfte aller Stimmen auf sich vereinigt (sog. absolute Majorität). Auch im Zentralausschusse wird die einfache Stimmenmehrheit genügen. (ZA. § 9 Abs. 2). Dies ergibt sich daraus, daß in der eben angeführten Bestimmung eine Stimmengleichheit für möglich gehalten wird; da aber der Zentralausschuß immer nur aus einer ungeraden Zahl von Mitgliedern bestehen kann, so kann Stimmengleichheit nur eintreten, falls einfache Stimmenmehrheit genügt.

Bei Stimmengleichheit (z. B. 3:3) gilt folgendes:

1. im Registerausschusse bei einfacher Besetzung (S. 43): es hat keine Ansicht gesiegt. Die Sache wird nochmals, und zwar vor dem verstärkten Registerausschusse, verhandelt (AR. XII Abs. 1, 2).

Welche Ansicht in dem verstärkten Registerausschusse bei Stimmengleichheit siegt, ist nicht gesagt. Man wird annehmen müssen, daß die Stimme des Vorsitzenden den Ausschlag gibt;

2. im Vertragsausschusse: es siegt keine Ansicht. Die Sache kommt vor das Schiedsamt (VA. VI);

3. im Schiedsamt: wie im verstärkten Registerausschusse;

4. im Zentralausschusse: ebenso. Hier ist besonders bestimmt, daß bei Stimmengleichheit der Vorsitzende den Ausschlag gibt (ZA. § 9 Abs. 2 Satz 2).

Für das Schiedsamt und den Zentralausschuß sind für die Abstimmung noch besondere Bestimmungen (SchA. V, ZA. § 9 Abs. 3, 4) getroffen.

Zur Beschlußfassung im Schiedsamt genügt die Anwesenheit von nur je 2 (statt 3) Vertretern der Kassen und der Ärzte. Bei der Abstimmung darf sich aber immer nur die gleiche Anzahl von Vertretern der beiden Gruppen beteiligen. Der übrig bleibende Vertreter kann aber an der Beratung teilnehmen. Ist eine Beschlußfassung infolge des Fehlens einer genügenden Anzahl von Vertretern nicht möglich, so hat der Vorsitzende, um eine Obstruktion unmöglich zu machen, unverzüglich eine zweite Sitzung anzuberaumen, in welcher ohne Rücksicht auf die Zahl der Erschienenen mit einfacher Stimmenmehrheit entschieden wird. Hierauf ist bei der Einladung zur Sitzung besonders hinzuweisen.

Nach SchA. V Abs. 3 darf ein an den streitigen Arztverträgen oder den Vorverhandlungen des Vertragsausschusses unmittelbar beteiligter Vertreter nicht mitstimmen. Diese Bestimmung wird sich praktisch nur durchführen lassen, wenn die Worte „an den streitigen Arztverträgen oder" wegfallen. Denn da, wo der Bezirk des Schiedsamts mit dem des

Versicherungsamts zusammenfällt (z. B. Berlin) werden in Fällen, in denen die an dem streitigen Arztvertrage beteiligte Kasse freie Arztwahl hat, alle Ärzte des Bezirkes als „an dem streitigen Arztvertrag unmittelbar beteiligt" anzusehen sein. Sie könnten dann sämtlich als Beisitzer des Schiedsamts nicht mitstimmen. Die Worte werden gestrichen werden müssen. Daß der ganze Satz fortfällt, wie Hartmann S. 71 will, ist nicht erforderlich; denn als die „an den Vorverhandlungen des Vertragsausschusses unmittelbar beteiligten Vertreter" sind nur diejenigen Vertreter anzusehen, die im Vertragsausschusse selbst als Beisitzer mitgewirkt haben.

Der Zentralausschuß ist beschlußfähig, auch wenn von den Vertretern der Organisationen der Ärzte und der KKn. nur je zwei anwesend sind (ZA. § 5 Abs. 1). Die Teilnahme der übrigen stimmberechtigten Mitglieder des Zentralausschusses ist jedoch zur Beschlußfähigkeit erforderlich. Die Kassen- und Ärztevertreter müssen natürlich, wie immer, auf jeder von beiden Seiten in gleicher Zahl mitwirken. Deshalb scheiden, wenn von der einen Seite weniger erschienen sind, auch auf der anderen Seite die überzähligen Mitglieder wenigstens bei der Abstimmung aus, während sie sich an der Verhandlung und Beratung beteiligen können. Der in überzähliger Anzahl erschienenen Seite bleibt überlassen, zu bestimmen, wer ausscheidet (ZA. § 5 Abs. 2).

Die Reihenfolge, in der in den Schiedsorganen abgestimmt wird, ist nur für den Zentralausschuß besonders festgelegt (ZA. § 9, Abs. 3). Es stimmen:
1. die Vertreter der Ärztevereinigungen,
2. die Vertreter der Kassenvereinigungen,
3. die beamteten Beisitzer,
4. der Vorsitzende.

In der ersten und zweiten Gruppe richtet sich die Reihenfolge der Abstimmung nach dem Lebensalter, in der dritten Gruppe nach dem Dienstalter, bei gleichem Dienstalter nach dem Lebensalter. Der dem Dienst- oder Lebensalter nach Jüngere stimmt zuerst.

II. Die Verfassung der Schiedseinrichtungen im einzelnen.

1. Das Arztregister und der Registerausschuß (A. Nr. 1, AR. I—V, XV, XVI).

Das Arztregister bildet die Grundlage für die Zulassung eines Arztes zur Kassenpraxis. Es ist eine Liste, die jedem Arzte des Bezirkes, der Kassenpraxis im Bezirke treiben will, unter gewissen Bedingungen (S. 56—59) zur Eintragung offen steht und somit den Kreis der Anwärter umgrenzt, aus denen ausschließlich die im Bezirk anzustellenden Ärzte ausgewählt werden. Das Arztregister wird geführt:

1. grundsätzlich bei jedem Versicherungsamte (AR. I, §§ 36—38 RVO.),

2. wo besondere Verhältnisse vorliegen, gemeinsam für die Bezirke mehrerer Versicherungsämter. Dieses „gemeinsame Arztregister" und die Behörde, die es zu führen hat, wird bestimmt (AR. XV):

a) von der obersten Verwaltungsbehörde (zu vgl. das Verzeichnis der obersten Verwaltungsbehörden in den Amtl. Nachr. d. Reichsvers.-Amts 1912 S. 1074 ff.) oder von der von ihr bestimmten Behörde. In Preußen hat der Minister für Handel und Gewerbe die ihm in AR. XV übertragenen Befugnisse allgemein den Obervers.-Ämtern (§§ 61 ff. RVO.) übertragen, soweit nicht die Bezirke verschiedener Obervers.-Ämter in Frage kommen (Erlaß vom 17. II. 1914 — S. 31 —);

b) durch Vereinbarung zwischen den obersten Verwaltungsbehörden der beteiligten Bundesstaaten, wenn sich das gemeinsame Arztregister über das Gebiet mehrerer Bundesstaaten erstrecken soll.

Die Bestimmung, daß das Arztregister „bei" dem Versicherungsamte geführt wird, besagt gleichzeitig, daß es auch „von" dieser Behörde geführt werden soll. Deshalb ist ja auch gerade eine amtliche Behörde gewählt. Nur „in Streitfällen" ist zur Entscheidung ein besonderer Ausschuß berufen. Sonach ist das Versicherungsamt oder die zur Führung des Arztregisters bestimmte „andere Behörde" sachlich zuständig zur Eintragung, Streichung und Wiedereintragung von Ärzten in das Arztregister und zur Entscheidung über die Zulässigkeit der dazu gestellten Anträge. Ist ein Antrag unzulässig, wie z. B. wenn er unter der Bedingung gestellt wird, daß der Arzt nur bei freier Arztwahl tätig sein wolle, so weist ihn das Versicherungsamt ab. Bei Widerspruch gegen die Eintragung oder Nichteintragung, Streichung und Wiedereintragung liegt ein vor den „Ausschuß" gehöriger „Streitfall" vor.

Für denselben Bezirk, für den ein Arztregister angelegt ist, also regelmäßig für den Bezirk eines Versicherungsamts, wird der „Ausschuß für die Auswahl der Ärzte" (AR. IX — im folgenden kurz „Registerausschuß" genannt —) gebildet (AR. VII, IX, XII, XIII). Er ist ein Organ, dem die Auswahl der zur Kassenpraxis in seinem Bezirke zuzulassenden Ärzte aus den im Arztregister eingetragenen Ärzten obliegt. Im einzelnen ist er sachlich zuständig für folgende Angelegenheiten:

a) von Amts wegen: für Auswahl des anzustellenden Arztes (AR. VII, XII Abs. 2);

b) nur auf Antrag und nur in Streitfällen (AR. XII Abs. 1):

1. über Eintragung eines Arztes in das Arztregister (AR. I, II),

2. über Streichung oder Wiedereintragung in das Arztregister (AR. V),

3. über die Frage, ob eine Kasse bei Ablehnung eines vom Registerausschuß ausgewählten Arztes sich auf einen wichtigen Grund stützen kann (AR. VII Abs. 3),

4. über die Auswahl des anzustellenden Arztes (AR. VII),

5. über die Auswahl eines Arztes bei freier Arztwahl (AR. VIII),

6. über vorzugsweise Zulassung alter Kassenärzte (AR. XVI Abs. 3).

Der Registerausschuß tagt je nach der Art des Falles in zwiefacher Besetzung. Über die Auswahl des anzustellenden Arztes entscheidet der Ausschuß zunächst in der Besetzung von mindestens je 3 Vertretern der Kassen und der Ärzte (AR. IX Abs. 1). Es können also auch mehr Mitglieder sein; immer aber muß die Anzahl der Vertreter auf beiden Seiten übereinstimmen. Die Gesamtheit besteht daher in allen Fällen aus einer geraden Zahl von Mitgliedern. Es kann infolgedessen vorkommen, daß eine einfache Stimmenmehrheit (S. 38) nicht zu erzielen ist. Dann findet eine zweite Sitzung in der verstärkten Besetzung statt (AR. XII Abs. 2). Zu den Vertretern der Kassen und der Ärzte tritt als Vorsitzender ein Beamter (A. Nr. 1 Abs. 2 letzter Satz), und zwar der Vorsitzende des Versicherungsamts oder sein Stellvertreter oder, wenn diese beiden beamteten Mitglieder von einer Partei abgelehnt werden, ein vom Vorsitzenden des Obervers.-Amts Bestellter hinzu (AR. XII Abs. 1).

Diese Besetzung tritt in allen Fällen zu b) ein.

2. Der Vertragsausschuß (A. Nr. 4, VA. I—III).

Der Vertragsausschuß wird ebenfalls wie der Registerausschuß für den Bezirk gebildet, für den ein Arztregister aufgestellt ist, also in der Regel für den Bezirk eines Versicherungsamts (S. 41). Von den anderen Schiedsorganen unterscheidet er sich in seiner Besetzung dadurch, daß er — jedenfalls in seiner Eigenschaft als Einigungsinstanz (anders dagegen als „Schiedsgericht" S. 56) — niemals beamtete Mitglieder hat, sondern nur mit Vertretern von Ärzten und Kassen besetzt ist (S. 27, 28).

Seine sachliche Zuständigkeit besteht darin, „darauf hinzuwirken, daß Arztverträge zustande kommen" (VA. I). Und zwar wird der Arztvertrag von ihm „vorbereitet" (A. Nr. 4 Abs. 1); der „Wortlaut des Vertrags wird vom Vertragsausschuß festgestellt" (VA. II Abs. 2 Satz 1). Dies soll nicht etwa bedeuten, daß der Vertragsausschuß den eigentlichen Vertrag, den die Kasse mit dem einzelnen Arzte schließen muß, für diesen abschließt. Vielmehr soll er nur die Grundlagen schaffen für alle Verträge, welche die Kasse mit den einzelnen Ärzten schließen will. Die von ihm festgesetzten Bedingungen sind daher überhaupt kein Vertrag im Rechtssinne, sondern nur allgemeine, unverbindliche Vorschläge, und nur mit dieser Einschränkung darf man die Vorschläge des Vertragsausschusses als „Mustervertrag" oder „Normalvertrag" bezeichnen.

Die angeführte Bestimmung ist aber ferner nicht dahin aufzufassen, daß der Vertragsausschuß lediglich den Text des Vertrags zu formulieren hätte. Er hat vielmehr Form und Inhalt des Vertrags festzusetzen, er ist auch, wenn die beteiligte Kasse mit ihren Ärzten bereits vorher über die Vertragsbedingungen verhandelt und das Ergebnis dieser Verhandlung dem Vertragsausschuß vorgelegt hatte (VA. II Abs. 1 Satz 2 — S. 71 —), nicht unbedingt an diese Vorschläge gebunden. Die entgegengesetzte Ansicht der Kassenverbände („Erläuterungen" S. 29) ist nicht haltbar. Immerhin kann es für die Entschließung des Vertragsausschusses von Wert sein, darüber unterrichtet zu werden, inwieweit die beteiligte Kasse und deren Ärzte übereinstimmen, und deshalb ist auch besonders bestimmt, daß ihm angegeben werden muß, in welcher Weise das Ergebnis der vorherigen Verhandlung zwischen der Kasse und ihren Ärzten zustande gekommen ist (VA. II Abs. 2 letzter Satz).

Der Vertragsausschuß muß in allen Fällen mitwirken, und zwar selbst dann, wenn sich die beteiligte Kasse mit ihren Ärzten, also denjenigen Ärzten, die an der Festsetzung der Vertragsbedingungen unmittelbar interessiert sind, völlig geeinigt hat. Dies ist nirgends besonders hervorgehoben, muß aber aus dem Zwecke des A. gefolgert werden, der dahin gerichtet ist, den Verhandlungen zwischen den am Vertrag unmittelbar beteiligten Parteien allein, bei denen vielfach lediglich das Übergewicht des einen Teiles den Ausschlag gibt und den andern Teil zur Annahme drückender Bedingungen nötigt, keinen entscheidenden Einfluß einzuräumen, sondern ein mehr objektives Organ, das zwar nicht amtlich, aber doch auch nicht unmittelbar an dem einzelnen Vertrage beteiligt ist, gewissermaßen mit beratender Stimme mitwirken zu lassen. Unterbreiten die Kasse und ihre Ärzte oder beide ihre Vorschläge unter Umgehung des Vertragsausschusses unmittelbar dem Schiedsamt, so hat dieses sich einer Entscheidung zu enthalten, bis der Vertragsausschuß sich geäußert hat.

Die Entscheidung des Vertragsausschusses ist aber in zwei Richtungen beschränkt:

1. Sie ist, wie schon angedeutet, niemals eine bindende Entscheidung, sondern immer nur ein Vorschlag, den die Vertragsparteien annehmen können oder nicht (zu vgl. VA. VI Abs. 1). Der Hinweis der Kassenverbände („Erläuterungen" S. 33), daß nach dem Erlasse der zuständigen preußischen Ressortminister vom 2. Dezember 1913 (HM. S. 621) den Kassen die Bezahlung nach Einzelleistungen und die verschiedene Bemessung der Honorare, abgestuft nach dem Einkommen der Versicherten, nicht aufgezwungen werden könne, ist, soweit der Vertragsausschuß in Frage kommt, schon deshalb verfehlt, weil dieser überhaupt keine Bedingung aufzwingen kann (anders dagegen das Schiedsamt — S. 52 —).

Wenn die Vertragsparteien den Vorschlag des Vertragsausschusses annehmen, können sie den Vertrag schließen. Das Schiedsamt braucht dann nicht in Anspruch genommen zu werden.

2. Über das Arztsystem, das für eine Kasse gelten soll, hat der Vertragsausschuß als solcher niemals zu befinden. Kann sich die Kasse mit ihren Ärzten hierüber nicht einigen, so wird die Sache sogleich dem Schiedsamt vorgelegt (A. Nr. 5 Abs. 2, SchA. IV Abs. 1). Die abweichende Ansicht Hartmanns S. 72, daß auch hier der Vertragsausschuß in Tätigkeit tritt, widerspricht dem Wortlaut und der Absicht des A. und beruht offenbar auf einer mißverständlichen Auffassung der Bestimmung im A. Nr. 5 Abs. 2, daß beim Widerspruche der bisher bei einer Kasse zugelassenen Ärzte gegen eine von der Kasse erstrebte

Änderung des Arztsystems die mangelnde Zustimmung der Ärzte durch einen Mehrheitsbeschluß der dem Vertragsausschusse angehörigen Ärzte ergänzt werden könne.

Neben dem Vertragsausschuß war im A. Nr. 4 Abs. 2 Satz 2 noch der Vereinigung der im Bezirk zur Kassenpraxis zugelassenen Ärzte die Genehmigung vorbehalten. Dasselbe ist auch gemeint in VA. II Abs. 2 letzter Satz. Dieser Vorbehalt hatte nach der ursprünglichen Fassung der Ausführungsbestimmungen über den Vertragsausschuß auch noch guten Sinn, weil damals dem Vertragsausschuß noch nicht die Festlegung des „Wortlauts des Vertrags", d. h. seine Abfassung nach Form und Inhalt (S. 45) übertragen war. Nachdem aber dieser Zusatz beschlossen und in der Niederschrift vom 10. Februar 1914 festgelegt war, schien den Ärzten des Bezirkes ausreichend Gelegenheit geboten, sich bereits im Vertragsausschuß zu dem geplanten Vertrag zu äußern, eine weitere Genehmigung der Vereinigung der zugelassenen Kassenärzte des Bezirkes war daher entbehrlich. Dies ist in der Niederschrift ausdrücklich festgestellt. An eine Genehmigung der ärztlichen Lokalorganisationen des Leipziger Verbandes war schon im A. in seiner ursprünglichen Fassung nicht gedacht worden. Sie sind als solche bei dem Zustandekommen eines Vertrags ausgeschaltet.

Gleichwohl glaubt Hartmann S. 67 (auch S. 83) behaupten zu können, daß die Einrichtung des Vertragsausschusses den Kollektivvertrag bedinge. Das Gegenteil ist richtig. Unter „Kollektivvertrag" hat man bisher immer den Abschluß des Vertrags mit der ärztlichen Organisation verstanden. Diese war also, wenn sie der Kasse gegenüber im Übergewicht war, in der Lage, die Kasse zur Annahme der von ihr einseitig festgesetzten Bedingungen zu nötigen, weil die Kasse sonst keine Ärzte zu gewinnen vermochte. Jetzt kommt sie als solche überhaupt nicht mehr in Betracht. Statt dessen muß der paritätisch besetzte Vertragsausschuß in Tätigkeit treten, von dem eine objektivere Sellungnahme als von der ausschließlich ärztlichen Organisation füglich erwartet werden darf. Aber selbst wenn die 3 ärztlichen Vertreter im Vertragsausschuß sämtlich dem Leipziger Verband angehören sollten, so fehlt ihnen doch ein einseitig bestimmender Einfluß auf die Gestaltung des Vertrags. Denn einmal ist die Entschließung des Vertragsausschusses, wie bereits erwähnt (S. 44), überhaupt nur ein Vorschlag ohne zwingende Kraft; ferner entscheidet bei der Abstimmung wie gewöhnlich (S. 38) so auch hier (einfache) Stimmenmehrheit. Entsteht dadurch, daß alle Arztvertreter im Vertragsausschuß nicht die Stimme eines Kassenvertreters für sich gewinnen, Stimmengleichheit, so ist eine Einigung nicht zustande gekommen, und die Angelegenheit wird infolgedessen ohne weiteres dem Schiedsamt unterbreitet. In diesem Organe wirken aber außer den Kassen- und Ärztevertretern noch ein Beamter und zwei amtlich ernannte Unparteiische mit (SchA. I Abs. 2), und erst die Entscheidung des Schiedsamts ist endgültig und bindet beide Teile (VA. VI Abs. 1 Satz 2, SchA. IV Satz 1). Endlich spielt die ärztliche Organisation auch beim Abschluß des Vertrags der Kasse mit dem einzelnen Kassenarzte keine Rolle mehr. Denn nach ausdrücklicher Bestimmung (A. Nr. 4 Abs. 2 Satz 1, VA. II Abs. 2 Satz 2) wird der Einzelvertrag mit der Kasse oder dem Kassenverbande nur mit dem einzelnen Arzte geschlossen. Es gilt also gerade der Individualvertrag. Die Entscheidung des RVA. vom 6. Dezember 1913 (S. 6 Anm. *) trifft nach Abschluß des A. nicht mehr zu. Sie spricht nur aus, daß nach dem Gesetze (§ 368 RVO.) die Kassen die Möglichkeit hatten, mit den ärztlichen Organisationen oder mit den einzelnen Ärzten Kassenarztverträge zu schließen. Durch das A. ist ihnen dieses Wahlrecht genommen. Sie dürfen jetzt nur noch mit dem einzelnen Arzte Verträge eingehen. Wenn dagegen die angeführte Entscheidung den § 368 dahin auslegt, daß die Kassen unter allen Umständen mit den Ärzten Verträge schließen müßten, so gilt dies auch jetzt noch: denn insoweit ist § 368 durch das A. nicht berührt und durfte auch nicht berührt werden. Die Ansicht Hahns (Handbuch der KV. 1913, S. 515 Anm. 1a zu § 368), daß die Kassen mit den Ärzten dann keine Verträge zu schließen brauchten, wenn sie freie Arztwahl hätten, widerspricht der allgemeinen Fassung und dem Zwecke des § 368. Denn diese Vorschrift will die Beziehungen zwischen Kassen und Ärzten ohne Einschränkung oder Vorbehalt durch Vertrag geregelt wissen, und zwar in der Absicht, die Ärzte, die an sich zur Behandlung von Patienten nicht gezwungen sind, zur Behandlung jedenfalls der Kassenpatienten zu verpflichten. Wenn Hahn das Verhältnis zwischen Kasse und Ärzten bei freier Arztwahl nicht zu den durch Vertrag zu regelnden „Beziehungen" im Sinne des § 368 rechnen will, so tut er der Vorschrift Zwang an und nimmt ihr für viele Fälle ihre Bedeutung.

Ebensowenig ist es zu billigen, wenn Hartmann S. 67 den Satz: „daß der freie Vertragswille beider (!) Teile so wenig wie möglich beschränkt werden darf" (VA. I Satz 2), einseitig dahin verstanden wissen will, die Kassen dürften, wenn die Ärzte sich organisiert hätten und gewillt seien, nur als Organisation den Vertrag abzuschließen, dies nicht ohne weiteres ablehnen, sondern müßten nötigenfalls vor dem Schiedsamt mit Gründen beweisen, daß der Abschluß mit der Lokalorganisation ihnen sachlich unmöglich sei. Davon kann keine Rede sein, vielmehr sind die Kassen niemals gezwungen, die Vertragsbedingungen mit der ärztlichen Lokalorganisation als solcher zu vereinbaren, ja, sie dürfen es nicht einmal, weil bei der vor Anrufung des Vertragsausschusses zugelassenen Verständigung der Kasse mit den im Bezirk zur Kassenpraxis zugelassenen Ärzten auch unorganisierte Ärzte in Betracht kommen. Der Grundsatz der Vertragsfreiheit beider Teile gibt nur den das ganze Abkommen beherrschenden (S. 23) Grundgedanken wieder, daß nicht einer der beiden Teile, wie es früher häufig geschah, einseitig seinen Willen dem anderen Teil aufoktroyieren kann.

Verfehlt ist es auch, wenn Hartmann S. 54, 68, wie es scheint, für das Königreich Sachsen eine gesetzliche Verpflichtung der Kassen zur Verhandlung mit den ärztlichen Bezirksvereinen, d. h. den Vereinigungen sämtlicher Ärzte eines Bezirkes (nicht zu verwechseln mit den Lokalorganisationen des Leipziger Verbandes), annimmt. In § 4 Abs. 2 der Ärzteordnung für das Königreich Sachsen (Gesetz vom 15. August 1904, GuVBl. für das Königreich Sachsen 1904 S. 347 Nr. 72) ist zwar den ärztlichen Bezirksvereinen die „Befugnis" beigelegt, „gemeinschaftlich mit den Krankenkassen" die Beziehungen der Ärzte zu den Kassen zu regeln. Auch bleibt nach den Eingangsworten des A. eine nach Maßgabe abweichender landesrechtlicher Vorschriften getroffene oder zu treffende Regelung gewiß unberührt. Da aber die erwähnte Gesetzesbestimmung nur eine Befugnis der ärztlichen Bezirksvereine, mit den

Kassen zu verhandeln, aber nicht zugleich eine Verpflichtung der Kassen, mit den ärztlichen Bezirksvereinen zu verhandeln, festsetzt, da anderseits die Kassen nach dem A. nicht einmal die Befugnis zu solchen Verhandlungen haben, so werden die ärztlichen Bezirksvereine wohl kaum in die Lage kommen, von der ihnen verliehenen gesetzlichen Befugnis Gebrauch zu machen.

Noch eine zweite Aufgabe kann dem Vertragsausschuß zufallen. Er kann als Schiedsgericht zur Entscheidung von Ansprüchen aus bereits abgeschlossenen Verträgen (S. 56) bestellt werden (VA. VII Abs. 2). Als solches wird er dann stets von dem Vorsitzenden des Versicherungsamts oder seinem Stellvertreter geleitet.

3. Das Schiedsamt (A. Nr. 5, SchA. I, II).

Das Schiedsamt wird gebildet (SchA. I Abs. 1):
1. grundsätzlich für den Bezirk des Oberversicherungsamts (= OVA.),
2. nach Anhören Beteiligter durch besondere Bestimmung der obersten Verwaltungsbehörde (S. 41) auch für einen anderen Bezirk (z. B. für eine Provinz oder einen ganzen Bundesstaat).

Besetzt ist das Schiedsamt nicht bloß mit (je 3) Ärzte- und Kassenvertretern (S. 28), sondern auch mit dem Vorsitzenden des OVA. (§ 67 Satz 1 RVO; in Preußen der Regierungspräsident) oder seinem Stellvertreter (dem „Direktor des OVA." § 67 Satz 2 RVO.) und mit 2 Unparteiischen, die vom Vorsitzenden des OVA. ernannt werden (SchA. I Abs. 2). Daß die Unparteiischen gerade beamtet sein müßten, wie die Kassenverbände anzunehmen scheinen („Erläuterungen" S. 35), ist nicht richtig. Im ganzen besteht das Schiedsamt aus 9 Mitgliedern.

Nur ein Mitglied des Schiedsamts kann von einer Partei als befangen abgelehnt werden, der Direktor des OVA. Für ihn bestellt dann der Vorsitzende des OVA. einen anderen Vorsitzenden (SchA. I Abs. 2 Satz 2).

Sachlich zuständig ist das Schiedsamt in folgenden Fällen:

1. zur endgültigen und sowohl für die Kasse wie für die Ärzte verbindlichen Entscheidung darüber, welche „Bedingungen als angemessene den Ärzteverträgen zugrunde zu legen sind" (SchA. IV Satz 1). Nach dieser Bestimmung entscheidet das Schiedsamt, „soweit über den Abschluß neuer Verträge zwischen einer Kasse und den Ärzten keine Einigung erzielt wird". Nach VA. VI dagegen ist das Schiedsamt für zuständig erklärt, wenn eine Einigung im Vertragsausschuß nicht zustande gekommen ist oder sich die Parteien nicht auf der vom Vertragsausschuß vorgeschlagenen Grundlage einigen. Die letztere Bestimmung ist erschöpfender und bringt deutlicher zum Ausdruck, daß das Schiedsamt schon dann in Tätigkeit zu treten hat, wenn der Vertragsausschuß selbst sich nicht einigen kann (z. B. bei Stimmengleichheit — S. 39 —). Anderseits weist SchA. IV darauf hin, daß das Schiedsamt nur entscheidet, „soweit" unter den Parteien oder im Vertragsausschuß eine Einigung nicht zustande kommt. Soweit also eine solche Einigung bereits erzielt ist, kommt eine Entscheidung des Schiedsamts nicht mehr in Frage.

Im übrigen bedeutet die „endgültige" Entscheidung lediglich, daß nach dem Schiedsamt keine Instanz mehr mitzusprechen hat, aber nicht, daß vorher schon eine Instanz entschieden haben müßte. Denn die Entschließung des Vertragsausschusses ist keine eigentliche Entscheidung (S. 44).

Besondere Beschränkungen sind dem Schiedsamt nicht auferlegt. Die Kassenverbände („Erläuterungen" S. 35, 36) verweisen auf den Erlaß der zuständigen preußischen Minister vom 2. Dezember 1913 (S. 46), wonach im allgemeinen den Kassen die Bezahlung nach Einzelleistungen und die verschiedene Bemessung der Honorare, abgestuft nach dem Einkommen der Versicherten, nicht aufgezwungen werden darf. Dieser Erlaß stammt aus der Zeit vor dem A. und ist daher, insoweit er mit diesem nicht vereinbar ist, nicht mehr maßgebend. Natürlich wird das Schiedsamt besonders eingehend prüfen müssen, ob die Honorierung nach Einzelleistungen oder Einkommensstufen die Kasse nicht zu schwer belastet. Aber grundsätzlich ist es nicht gehindert, unter Umständen auch diese Art der Honorierung zuzulassen;

2. zur Entscheidung über das Arztsystem. Auch hierüber können die Kasse und die Ärzte zunächst eine Verständigung versuchen (A. Nr. 5 Abs. 2, VA. II Abs. 1 Satz 2). Scheitert dieser Versuch, dann wirkt der Vertragsausschuß nicht mit (S. 46), sondern die Sache kommt regelmäßig unmittelbar vor das Schiedsamt (A. Nr. 5 Abs. 2 letzter Satz, SchA. IV Satz 2, Niederschrift vom 10. Febr. 1914). Sind noch andere Bedingungen als das Arztsystem streitig, so entscheidet zunächst das Schiedsamt über das Arztsystem gesondert; erst danach hat sich der Vertragsausschuß mit den übrigen noch streitigen Vertragsbedingungen zu befassen (SchA. IV a. a. O.);

3. als Beschwerdeinstanz und zwar auf Beschwerde der beteiligten Kasse oder des beteiligten Arztes gegen den Beschluß des verstärkten Registerausschusses über die Auswahl eines anzustellenden Kassenarztes (AR. XIV). Die Tätigkeit des Schiedsamts als Beschwerdeinstanz ist aber auf diesen Fall beschränkt.

Insbesondere hat es gegenüber den sonstigen Beschlüssen des Registerausschusses in Streitfällen (S. 43) nicht zu entscheiden. Hartmann S. 58 erachtet anscheinend auch bei Streit darüber, ob ein vom Registerausschuß ausgewählter Arzt einen wichtigen Ablehnungsgrund hat, das Schiedsamt für zuständig. Für diese Ansicht ist aber kein Anhalt vorhanden (S. 63).

4. Der Zentralausschuß (A. Nr. 12, ZA. §§ 1, 2).

Der Zentralausschuß ist eingesetzt für das ganze Geltungsgebiet des A. (S. 21). Seine Geschäftsstelle ist in Berlin (Reichsamt des Innern).

Er besteht aus einem Vorsitzenden und 12 Beisitzern.

1. Der Vorsitzende und sein Vertreter werden vom Staatssekretär des Innern ernannt.

2. Zwei Beisitzer sind ebenfalls beamtet. Von ihnen wird je einer ernannt:
   a) von dem preußischen Handelsminister,
   b) von dem preußischen Minister des Innern. In Angelegenheiten, die vorzugsweise Verhältnisse in einem außerpreuß. Bundesstaate betreffen, tritt an die Stelle dieses Beisitzers ein von der Regierung des anderen Bundesstaats ernannter Beisitzer.

3. Je 5 Vertreter der Ärzte und Kassen (S. 27) werden ernannt nur von den am A. unmittelbar beteiligten Vereinigungen der Ärzte und Kassen, und zwar tunlichst:
   a) von den ärztlichen Beisitzern:
       2 vom Ärztevereinsbund,
       3 vom Leipziger Verband;
   b) von den Beisitzern aus den Kassen:
       je 1 von jedem der beteiligten Verbände, vom Hauptverbande deutscher Ortskrankenkassen jedoch 2.

Alle diese Mitglieder des Zentralausschusses sind stimmberechtigt. Daneben wirken mit beratender Stimme mit:

1. immer ein Mitglied der medizinischen Fakultät der Berliner Universität, das von der Fakultät selbst ernannt wird;

2. in den Fällen, in denen preußische Landkrankenkassen beteiligt sind, ein vom preußischen Landwirtschaftsminister ernannter Beisitzer.

Der Zentralausschuß bildet keine Revisionsinstanz, insbesondere steht ihm nicht eine Nachprüfung der Entscheidungen des Schiedsamts zu. Vielmehr liegt ihm ob die gleichmäßige und einheitliche Durchführung, insbesondere die Auslegung des A. und der dazu gehörigen Ausführungsbestimmungen sowie die Entscheidung allgemeiner Streitigkeiten grundsätzlicher Natur. Zu diesen Streitigkeiten gehören z. B. nicht Honorarstreitigkeiten.

Daneben ist dem Zentralausschuß für die Übergangszeit noch eine gewisse Mitwirkung bei der Verwaltung des Abfindungsfonds zugewiesen, der durch Beiträge der Kassen und Ärzte gebildet wird und zur Abfindung der sog. Nothelfer (S. 11) dient (zu vgl. Nr. 11 des A. und die Ausführungsbestimmungen dazu vom 11. März 1914).

Nicht befugt ist der Zentralausschuß, das A. oder die Ausführungsbestimmungen zu ändern oder zu ergänzen. Dazu bedarf es vielmehr der Zustimmung der am A. beteiligten Verbände selbst.

5. Das Schiedsgericht (A. Nr. 6, VA. VII).

Das A. hat Vorsorge getroffen, daß auch dann, wenn eine Kasse mit dem einzelnen Arzte den individuellen Arbeitsvertrag bereits geschlossen hat, Streitigkeiten aus diesem Vertrage durch Vertreter der Kassen und Ärzte geschlichtet werden. Deshalb bestimmt es (A. Nr. 6), daß bei Streit aus abgeschlossenen Verträgen ein paritätisch zusammengesetztes Schiedsgericht entscheidet und zwar endgültig und für beide Teile bindend. Ein Rechtszug ist also nicht vorgesehen, kann auch nicht in den Verträgen vorgesehen werden. Der Rechtsweg, d. h. die Entscheidung durch die ordentlichen Gerichte, kann nur für vermögensrechtliche Ansprüche vorbehalten werden. Dies ist aber kein Zwang. Die Annahme Hartmanns S. 72, daß, sobald es sich um Differenzen über Honorarstreitigkeiten handele, einzig und allein der Weg zum ordentlichen Gerichte bleibe, widerspricht der ausdrücklichen Bestimmung des A.

Die Sorge dafür, daß in den Verträgen ein Schiedsgericht vorgesehen wird, ist dem Vertragsausschuß übertragen (VA. VII Abs. 1). Es wird besonders auch über die Auswahl der Vertreter der Kassen und der Ärzte Bestimmung getroffen werden müssen. Der Vertragsausschuß kann selbst als Schiedsgericht bestellt werden und entscheidet dann in dieser Eigenschaft immer unter Leitung des Vorsitzenden des Versicherungsamts oder seines Stellvertreters (VA. VII Abs. 2).

B. Das Verfahren.
1. Die Zulassung des Kassenarztes.

Die Bestellung eines Arztes zum Kassenarzt vollzieht sich in 3 Akten. Diese sind:

1. die Eintragung des Arztes ins Arztregister,
2. die „Auswahl" des Arztes durch den Registerausschuß (S. 42),
3. die „Zulassung" des Arztes durch die Kasse.

Die Voraussetzungen, die ein Arzt erfüllen muß, wenn er sich ins Arztregister eintragen lassen will, sind folgende:

1. Er muß
a) entweder in dem Bezirke des Versicherungsamts, in dem er Kassenpraxis treiben will,
b) oder in dem Bezirk eines benachbarten Versicherungsamts (AR. I)

wohnen und in einem dieser Bezirke seine ärztliche Praxis ausüben. Die Ansicht der Kassenverbände in den „Erläuterungen" S. 22, daß ein Arzt sich nur dort eintragen lassen könne, wo er regelmäßig Besuchspraxis ausübe, ist zu eng. Damit würden, wie auch Hartmann S. 56, 57 zutreffend hervorhebt, von der Kassenpraxis viele Ärzte ausgeschlossen, die überhaupt keine Besuchspraxis oder solche nur in ganz geringem Umfang ausüben, z. B. die Spezialärzte, die oft nur Sprechstundenpraxis treiben. Nicht zu billigen ist dagegen die Auffassung Hartmanns S. 56, daß sich ein Arzt nur in eins der ihm offen stehenden Arztregister eintragen lassen dürfe. Das steht mit der ausdrücklichen Bestimmung in AR. I Satz 1, 2 in Widerspruch. Denn wenn dem Arzte hier mehrere Arztregister offengehalten sind, so hätte es eines besonderen Zusatzes bedurft, wenn er sich unter den mehreren Registern nur für eins entscheiden dürfte. Ein Arzt, der Kassenpraxis ausüben will, kann sich also nicht bloß da eintragen lassen, wo er wohnt und praktiziert, sondern auch im Register eines benachbarten Versicherungsamts. Dies kann um so unbedenklicher angenommen werden, als die Eintragung allein noch nicht über die Auswahl entscheidet. Diese trifft vielmehr erst der Ausschuß. Dessen Aufgabe wird es sein, ein Übergewicht der auswärtigen Ärzte über die einheimischen zu verhindern. Übrigens ist es für das Eintragungsrecht eines Arztes aus einem benachbarten Bezirke gleichgültig, ob sich dieser Bezirk oder der Bezirk, in dem der Arzt Kassenpraxis treiben will, mit dem Bezirke des Versicherungsamts deckt oder darüber hinausgeht.

Immer aber muß sich der Arzt, ehe er sich ins Arztregister eintragen lassen kann, in dem Bezirke dieses Registers oder in einem benachbarten Bezirke bereits niedergelassen haben. Von auswärts kann er sich nicht zur Eintragung anmelden.

Was unter dem Bezirk eines „benachbarten" Versicherungsamts zu verstehen ist, wird im einzelnen Falle zu prüfen sein.

2. Der Arzt muß grundsätzlich „in Deutschland" d. h. im Deutschen Reich approbiert sein, (AR. I Satz 3). Die Bestimmung entspricht der Vorschrift des § 122 RVO.

Auch nach dieser Vorschrift ist die ärztliche Behandlung grundsätzlich nur durch Ärzte zu leisten, die im Deutschen Reich approbiert sind (§ 29 GO.). Da aber die ärztliche Behandlung im Sinne des § 122 RVO. auch durch solche ausländischen Ärzte erfolgen kann, die in deutschen Grenzgebieten durch Abkommen mit benachbarten ausländischen Staaten (Belgien, Niederlande, Österreich-Ungarn, Luxemburg und Schweiz, RGBl. 1873 S. 55, 1874 S. 99, 1883 S. 39, 1884 S. 19, 45) zur Ausübung des ärztlichen Berufs im Deutschen Reich zugelassen sind und somit den deutschen Ärzten ohne besondere gesetzliche Vorschrift auch hinsichtlich des Rechtes, Kassenmitglieder zu behandeln, gleichstehen (zu vgl. Begründung zur RVO. S. 69, 70), so wird das A. darin keine Änderung eintreten lassen dürfen. Deshalb sind auch für den Bereich des A. diese ausländischen Ärzte den im Deutschen Reich approbierten gleichberechtigt und können an sich Eintragung ins Arztregister verlangen. Sie können freilich nicht weitergehende Rechte haben als die deutschen Ärzte, und deshalb ist ihre Eintragung ins Arztregister davon abhängig, daß der ausländische Bezirk, in dem sie sich niedergelassen haben, dem Bezirk eines benachbarten Versicherungsamts gleichzuachten ist. Übrigens sind nach § 157 Abs. 2 RVO. noch besondere Abmachungen mit den ausländischen Grenzstaaten möglich.

3. Der Arzt muß sich im Besitze der bürgerlichen Ehrenrechte befinden (zu vgl. StGB. §§ 32—37).

Weitere Voraussetzungen sind nicht vorgesehen. Unerheblich für die Eintragung ist es insbeondere, ob ein Arzt schon Kassenpraxis treibt oder nicht. Der Arzt, der bei einer Krankenkasse zur Kassenpraxis zugelassen werden will, hat einen Antrag auf Eintragung ins Arztregister zu stellen (AR. I Satz 4, II Satz 2), und zwar ohne Rücksicht auf den Sitz der Kasse bei demjenigen das Register führenden Versicherungsamte*), in dessen Bezirk er die Kassenpraxis übernehmen will. Die Anträge**) auf Eintragung „sollen" die Personalien, die Wohnung, die Art und den Umfang der bestehenden oder beabsichtigten Praxis enthalten; dazu gehört insbesondere die Angabe, ob und in welchem Umfang der Arzt bereits Kassenpraxis ausübt. Es „ist" ferner anzugeben, ob die Bewerbung für eine bestimmte Kasse oder einen bestimmten Bezirk oder nur für

---

*) oder bei der anderweit bestimmten Behörde (S. 41, 42).

**) Für die erstmalige Eintragung bei der Anlage des Arztregisters ist eine Frist von 8 Tagen festzusetzen (AR. XVI Abs. 1). Diejenigen Ärzte, welche bereits Kassenpraxis betreiben, werden von Amts wegen eingetragen (AR. II Satz 1). Von diesen Ärzten „sollen" diejenigen, welche bisher schon zur Kassenpraxis zugelassen waren, solche aber verlieren, weil die betreffende Kasse mit Inkrafttreten der RVO. eingegangen ist, in erster Linie bei der Zulassung zur Kassenpraxis berücksichtigt werden. Ein rechtlicher Anspruch darauf ist aber nicht begründet. In Streitfällen entscheidet der Registerausschuß in der verstärkten Besetzung — S. 42, 43, 44 — (AR. XVI Abs. 2, 3).

ein bestimmtes ärztliches Fach erfolgt. Spätere Änderungen „sind" schriftlich beim Versicherungsamte zum Arztregister anzumelden (AR. I Satz 4, 5). Die Eintragung ins Arztregister nimmt nicht der Arzt selbst, sondern das Versicherungsamt (S. 42) vor (AR. I Satz 1: „eintragen lassen"). „Nähere" Bestimmungen über die Eintragung bleiben örtlicher Vereinbarung vorbehalten (A. Nr. 1 Abs. 1 Satz 2). Darunter sind nur solche Bestimmungen zu verstehen, welche das A. und die Ausführungsbestimmungen ergänzen, nicht aber abweichende Bestimmungen.

Das Versicherungsamt entscheidet auch zunächst darüber, ob der Arzt die erforderlichen Angaben gemacht hat oder sie noch ergänzen muß (S. 42). Es können auch noch andere Angaben als die erwähnten, namentlich mit Rücksicht darauf verlangt werden, daß der Registerausschuß im Einvernehmen mit dem OVA. noch besondere Regeln für die Auswahl des anzustellenden Kassenarztes festgelegt hat (AR. VII). In Streitfällen entscheidet der zuständige (S. 63) Registerausschuß endgültig (AR. XII).

Besteht freie Arztwahl in dem Sinne, daß jeder Arzt, der Kassenpraxis treiben will, zugelassen werden muß (zu vgl. AR. VIII), so muß der Arzt sich gleichwohl zunächst erst ins Arztregister eintragen lassen (AR. VIII Satz 2: „Neueintragung", „den eingetragenen Arzt").

Die Eintragung ins Arztregister ist daher die ausschließliche Grundlage, auf die der Registerausschuß seine Auswahl stützen kann. Deshalb sind auch alle anderen Arten mündlicher oder schriftlicher Bewerbungen untersagt und wirkungslos, insbesondere bei den Vorständen der Kassen oder Kassenverbände oder ihren Mitgliedern oder bei Vertragskommissionen oder Ärzteausschüssen oder bei anderen Organen zur

Regelung der Beziehungen zwischen Kassen und Ärzten (AR. III).

Das Arztregister ist beschränkt öffentlich, d. h. es hat jeder Kassenvorstand und jeder Arzt, der ein „Interesse", d. h. ein durch tatsächliche Umstände gerechtfertigtes Interesse, daran hat, das Recht zur Einsicht (AR. IV). Andere Organe oder Personen können das Register nicht einsehen. Dagegen sind alle Kassen und Ärzte, nicht bloß die im Bezirk ansässigen, zur Einsicht befugt. Gegebenenfalls ist das Interesse glaubhaft zu machen. Welcher Art ein Interesse sein muß, um ein Recht auf Einsicht zu begründen, läßt sich nicht allgemein sagen. Die Entscheidung im einzelnen Falle steht dem Versicherungsamte zu, bei dem und von dem das Register geführt wird. Da die durch die Regierungen gutgeheißene (zu vgl. Protokoll vom 23. Dezember 1913 Nr. 5) Führung des Arztregisters durch das Versicherungsamt zu dessen amtlichen Aufgaben gerechnet werden muß, so wird man bei Verweigerung der Einsicht in das Arztregister die Dienstaufsichtsbeschwerde an die dem Versicherungsamt übergeordnete Behörde zulassen müssen.

In gewissen Fällen muß oder kann der eingetragene Arzt gestrichen werden.

1. Er muß gestrichen werden (AR. V Abs. 1):

a) wenn er „aus dem Bezirke des Versicherungs amts und dem Bereiche seiner bisherigen Praxis verzieht",

b) wenn er selbst die Streichung beantragt,

c) wenn er stirbt.

Diese Aufzählung enthält offenbar nur Beispiele und soll nicht erschöpfend sein. Sie ist dahin zu er gänzen, daß die Streichung bei Wegfall eines der

Gründe, welche Voraussetzung der Eintragung bilden, zu erfolgen hat. Sie wird auch dann eintreten müssen, wenn sich in das Arztregister des Bezirkes A ein Arzt aus dem benachbarten Bezirke B eingetragen hat und den Wohnort oder die Praxis in diesem Bezirke B aufgibt.

2. Die Streichung kann erfolgen, wenn ein eingetragener Arzt dreimal ohne wichtigen Grund eine ihm angebotene Arztstelle bei einer beteiligten Kasse abgelehnt hat (AR. V Abs. 2). Die Kassenverbände („Erläuterungen" S. 23) sind der Ansicht, daß die Kassen in diesem Falle stets auf Streichung bestehen müßten. Diese Ansicht ist mit dem Wortlaut der Bestimmung, der Ausnahmen zuläßt, nicht vereinbar. Wenn allerdings z. B. die Mehrzahl der eingetragenen Ärzte konsequent die ihnen angebotenen Kassenstellen zurückweist, so haben die Kassen ein erhebliches Interesse daran, das Arztregister für andere Ärzte freizumachen.

Was ein wichtiger Grund ist, läßt sich nicht allgemein, sondern nur im einzelnen Falle unter Berücksichtigung der besonderen Verhältnisse des Falles entscheiden. Als „wichtig" wird sich allgemein nur der Grund bezeichnen lassen, bei dessen Vorhandensein dem Arzte die Annahme der Kassenarztstelle billigerweise nicht zugemutet werden kann. Es ist nicht erforderlich, daß etwa die Kasse ein Verschulden trifft oder daß sie auch nur den schuldlosen Anlaß zur Ablehnung der Kassenarztstelle gegeben hat. Es kann unter Umständen auch ein Grund ausreichen, der nur in den persönlichen Verhältnissen des ablehnenden Arztes liegt.

In allen Fällen muß der Arzt den Grund der Ablehnung nachweisen. Das folgt aus dem allgemeinen Rechtsgrundsatze, daß derjenige, welcher etwas behauptet, es auch beweisen muß, wenn es bestritten wird. Nicht zu rechtfertigen ist die Behauptung Hartmanns S. 58, daß der Arzt dieses Nachweises überhoben sei, wenn er (?) im Arztregister vermerkt habe, nur bei freier Arztwahl tätig sein zu wollen.

Ist der Arzt gestrichen, so hat ihm das Versicherungsamt davon Kenntnis zu geben (AR. V Abs. 3).

Ist ein Arzt wegen dreimaliger grundloser Ablehnung einer Kassenarztstelle im Arztregister gestrichen, so ist seine Wiedereintragung erschwert. Sie setzt nicht nur voraus, daß der Arzt die für die Eintragung auch sonst erforderlichen Voraussetzungen erfüllt, sondern auch, daß seit seiner Streichung 5 Jahre verstrichen sind (AR. V Abs. 2 Satz 2). Für andere Fälle der Streichung ist diese Erschwerung nicht vorgesehen.

In Streitfällen über Streichung und damit gegebenenfalls auch darüber, ob der Arzt die ihm angebotene Kassenarztstelle aus einem wichtigen Grunde ausgeschlagen hat, sowie über Wiedereintragung entscheidet der Registerausschuß endgültig (AR. XII; zu vgl. S. 54).

Die Auswahl eines bei einer Kasse anzustellenden Arztes aus dem Kreise der im Arztregister eingetragenen Ärzte trifft nicht die Kasse selbst, sondern der Registerausschuß (AR. VII), und zwar zunächst in der gewöhnlichen Besetzung (AR. IX — S. 43 —). Die örtliche Zuständigkeit des Registerausschusses bestimmt sich nicht nach dem Sitze der beteiligten Kasse oder der Niederlassung des etwa in Aussicht genommenen Arztes, sondern nach dem Bezirke, für den ein Kassenarzt gebraucht wird. Die Zuständigkeit des Registerausschusses ist wie bei allen Schiedsorganen als ausschließlich anzusehen derart, daß ein an sich unzuständiges Organ nicht durch ausdrückliche oder stillschweigende Vereinbarung zuständig werden kann.

Das Ablehnungsrecht der Parteien gegenüber den Mitgliedern des Registerausschusses ist beschränkt. Es ist nur hinsichtlich des beamteten Vorsitzenden oder seines Stellvertreters vorgesehen. Gegebenenfalls wird ein anderer Vorsitzender vom Vorsitzenden des OVA. bestellt (AR. XII Abs. 1).

Der Antrag auf Auswahl eines Kassenarztes ist beim Versicherungsamte zu stellen (AR. VI). Gewöhnlich wird er von der Kasse ausgehen. Ihr ist auch ausdrücklich (AR. VI) ein Vorschlagsrecht eingeräumt, bei dessen Ausübung sie sich zweckmäßig an die mit dem OVA. allgemein vereinbarten Gesichtspunkte (AR. VII) halten wird.

Der Antrag kann aber unter Umständen auch von einem im Arztregister eingetragenen Arzte gestellt werden. Nach Nr. 2 des A. sind der grundsätzlichen Befugnis der Kassen, die Zahl der Ärzte selbst zu bestimmen, gewisse Grenzen gezogen. Danach sind, soweit nicht bei einer Kasse oder einem Kassenverbande (§§ 406—413 RVO.) grundsätzlich alle im Arztregister eingetragenen Ärzte zur Kassenpraxis zugelassen sind, also bei der beschränkten Arztwahl (numerus clausus), so viel Ärzte anzustellen, daß mindestens auf je 1350 Versicherte, bei Familienbehandlung auf je 1000 Versicherte ein Arzt entfällt. Glaubt ein eingetragener Arzt, daß dieser Bestimmung bei der einen oder anderen Kasse des Bezirkes, in dem er seine Zulassung als Kassenarzt erstrebt, nicht genügt ist, so kann er die Auswahl eines Arztes aus dem Arztregister beim Versicherungsamt in Anregung bringen.

Hartmann S. 62 glaubt, daß für die Anzahl der anzustellenden Ärzte nicht die Zahl der bei der einzelnen Kasse versicherten Mitglieder maßgebend ist, sondern die Gesamtsumme der Versicherten bei allen Kassen des Orts bzw. Registerbezirkes. Diese Ansicht läßt sich schon nach dem Wortlaut der Bestimmung nicht halten. Denn wenn diese Bestimmung sich unter der Voraussetzung für anwendbar erklärt, daß „bei einer Kasse oder einem Kassenverbande" nicht alle Ärzte zugelassen sind, so zieht sie lediglich die Verhältnisse der einzelnen Kasse oder des einzelnen Kassenverbandes in Betracht. Diese Beschränkung muß dann logischerweise auch für die Berechnung der Mindestzahl der anzustellenden Ärzte gelten. Daraus ergibt sich weiter, daß es für die Mindestzahl der Ärzte, welche die einzelne Kasse (oder der einzelne Kassenverband) anzustellen hat, nicht darauf ankommt, ob die von ihr zugelassenen Ärzte noch bei anderen Kassen (oder Kassenverbänden) Kassenärzte sind. Die Auffassung Hartmanns würde auch, wie die Kassenverbände in ihrer „Richtigstellung" vom 3. Juni 1914 (in „Die Betriebskrankenkasse" vom 10. Juni 1914 Nr. 11 S. 115) richtig hervorheben, den Ärzten durchaus nicht immer günstig sein, namentlich wenn in einem Orte bzw. einem Registerbezirk auch nur eine Kasse freie Arztwahl hat.

Im übrigen irrt Hartmann S. 63 auch darin, daß er die Prüfung der Frage, ob etwa vorhandene Spezialärzte in die Gesamtzahl der zuzulassenden Ärzte einzurechnen sind, der Vereinbarung von Fall zu Fall vorbehalten zu können glaubt. Die Bestimmung A. Nr. 2 macht zwischen Spezialärzten und anderen Ärzten keinen Unterschied. Es genügt daher, wenn die Gesamtzahl der nach der Zahl zuzulassenden Ärzte die Spezialärzte einschließt.

Verfehlt ist endlich auch die Auffassung Hartmanns S. 63, daß Abs. 2 derselben Bestimmung, wonach unter den bei einer Kasse oder einem Kassenverbande zugelassenen Ärzten den Versicherten die Auswahl freistehen soll, die grundsätzliche Anerkennung der freien Arztwahl, zunächst wenigstens sicher bei allen neu errichteten Kassen, bedeute. Mit der Frage des Arztsystems, die im A. in Nr. 5, also an anderer Stelle geregelt ist, hat diese Bestimmung nichts zu tun. Sie enthält nur eine Erweiterung der schon im § 369 Satz 1 RVO. enthaltenen Vorschrift, daß die Kasse, soweit es sie nicht erheblich mehr belastet, ihren Mitgliedern die Auswahl zwischen mindestens zwei Ärzten freilassen soll. Übrigens ist diese Erweiterung nicht einmal zwingend, wie aus den Worten „wenn nichts anderes bestimmt ist" hervorgeht. Es kann also keine Rede davon sein, daß die neuen Kassen die freie Arztwahl anerkennen müßten, andernfalls aber „ihre Forderung mit Gründen vor den berufenen Instanzen zu vertreten und zur Anerkennung zu bringen" hätten (zu vgl. auch S. 75).

Die Auswahl erfolgt grundsätzlich nach „freiem Ermessen" des Ausschusses, d. h. nach pflichtmäßigem Ermessen unter Berücksichtigung aller in Betracht kommenden Verhältnisse. Einen allgemeinen, aber nicht unbedingt verbindlichen Anhalt hat der Ausschuß an den vorher vereinbarten, im Einvernehmen mit dem OVA. festgestellten Regeln. Dabei können beispielsweise folgende Gesichtspunkte berücksichtigt werden: Zeit der Eintragung, Zeit der Approbation, Lebensalter, Niederlassungszeit in dem Bezirke (auch in dem des benachbarten Versicherungsamts — S. 57 —), Lage der Wohnung, Überlastung durch kassenärztliche oder ähnliche Tätigkeit, bei Spezialärzten Nachweis der Ausbildung, längere Tätigkeit als Assistenzarzt in Krankenhäusern (AR. VII Abs. 1).

Da auch im Registerausschuß wie gewöhnlich (S. 38) einfache Stimmenmehrheit entscheidet (AR. XI Satz 2), so ist bei Stimmengleichheit ein Beschluß nicht zustande gekommen. Alsdann findet eine nochmalige Sitzung in der verstärkten Besetzung statt, wo ebenfalls einfache Stimmenmehrheit entscheidet (AR. XII Abs. 2 — S. 38 —).

Die Entscheidung des Ausschusses ist sowohl dem Vorstand der beteiligten Kasse als auch dem ausgewählten Arzte durch das Versicherungsamt mitzuteilen (AR. VII Abs. 2). Es wird angenommen, daß die Kasse mit der Entscheidung einverstanden ist, wenn sie nicht binnen 1 Woche nach Empfang der Entscheidung eine abweichende Erklärung dem anderen Beteiligten und dem Versicherungsamte mitgeteilt hat (AR. VII Abs. 4 Satz 1). Bei dem Arzte wird dieses Einverständnis nicht vermutet. Lehnt er ohne einen „wichtigen Grund" (S. 62) die ihm angebotene Arztstelle ab oder erklärt er sich nicht binnen der einwöchigen Frist, so macht das Versicherungsamt einen entsprechenden Vermerk an der Stelle seiner Eintragung ins Arztregister (AR. VII Abs. 4 Satz 2).

An die Auswahl des Arztes durch den Registerausschuß ist die Kasse in der Regel gebunden. Dann ist die durch sie erfolgende Zulassung des Arztes zur kassenärztlichen Tätigkeit mehr eine Form, zumal da auch die Bedingungen, die der Vertrag zwischen Kasse und Arzt enthalten soll, bereits vorher feststehen (S. 70). Indessen ist die Zulassung mit der Auswahl doch nicht identisch*); sie ist vielmehr ein besonderer Akt, und dies um so mehr, als zwischen

---

*) Deshalb ist auch die von Hartmann S. 58 gewählte Bezeichnung „Zulassungsausschuß" für Registerausschuß nicht ganz zutreffend. Der Ausdruck Registerausschuß ist zwar farblos, gibt aber wenigstens zu Irrtümern keine Veranlassung.

5*

der Kasse und dem einzelnen Arzte ein besonderer Vertrag, der individuelle Arbeitsvertrag, geschlossen werden muß (A. Nr. 4 Abs. 2, VA. II Abs. 2). Die Auswahl des Arztes durch den Registerausschuß ist für die Kasse auch nicht unter allen Umständen bindend. Die Kasse kann den ausgewählten Arzt aus einem wichtigen Grunde ablehnen (AR. VII Abs. 3). Die Beweispflicht liegt der Kasse ob. Auch hier läßt sich nicht allgemein sagen, wann ein wichtiger Grund gegeben ist (zu vgl. S. 62). Über die Befugnis der Kasse zur Ablehnung des Arztes beschließt ebenfalls der zuständige Registerausschuß (AR. XII).

In einem Falle kann es sich ereignen, daß die Zulassung des Arztes durch die Kasse erfolgt, ohne daß der Ausschuß eine Auswahl getroffen hat. Wenn bei einer Kasse freie Arztwahl in dem Sinne besteht, daß jeder Arzt, der Kassenpraxis treiben will, nach den mit der Kasse vereinbarten Vertragsbedingungen zugelassen werden muß, so hat die Kasse den eingetragenen Arzt zuzulassen, sobald er sich nur den vereinbarten Vertragsbedingungen unterwirft (AR. VIII). Entstehen freilich Streitigkeiten, so beschließt auch hier auf Anrufen der Kasse oder des Arztes der Registerausschuß (AR. XII).

Die Beschlüsse des Registerausschusses sind grundsätzlich endgültig. Nur in einem Falle ist Beschwerde zulässig (AR. XIV). Wenn der Registerausschuß in der verstärkten Besetzung bei Streit über die Auswahl eines anzustellenden Arztes beschlossen hat, steht sowohl der beteiligten Kasse wie dem beteiligten Arzte die Beschwerde an das Schiedsamt (S. 53) zu. Die Beschwerdefrist beträgt 1 Woche; sie beginnt von dem Tage an zu laufen, der auf den Empfang des Beschlusses des Registerausschusses folgt, und endet mit Ablauf desjenigen Tages der nächsten Woche, der dem Zustellungstage der Benennung nach entspricht (zu vgl. die entsprechend anzuwendenden §§ 124 ff. RVO.).

Die Beschwerde ist nicht bei dem Schiedsamt, sondern bei dem Vorsitzenden des Versicherungsamts einzureichen. Diese Einreichung muß innerhalb der einwöchigen Frist vollzogen sein, es genügt nicht, daß die Beschwerdeschrift während dieser Frist abgesandt worden ist. Wird versehentlich die Beschwerdeschrift sogleich beim Schiedsamt oder bei einer anderen Behörde (z. B. dem OVA.) innerhalb der vorgeschriebenen Frist eingereicht, so gilt nach § 129 Abs. 2 RVO. die Frist dennoch als gewahrt. Der Vorsitzende des Versicherungsamts hat kein Recht, über die Beschwerde nach irgend einer Richtung hin zu befinden. Er hat vielmehr lediglich und in allen Fällen innerhalb kürzester Frist die Beschwerde mit einer Äußerung an den Vorsitzenden des Schiedsamts (S. 51) weiterzugeben. Er ist deshalb auch nicht, wie Hartmann S. 61 annimmt, befugt, den beschwerdeführenden Arzt oder die beschwerdeführende Kasse kurzerhand abzuweisen.

Die Beschwerde hat aufschiebende Wirkung, d. h. der Beschluß des Ausschusses tritt vorläufig noch nicht in Kraft. Die Beteiligten sind zu benachrichtigen.

Die Entscheidung über die Beschwerde trifft das Schiedsamt nicht in allen Fällen in seiner vollen Besetzung (S. 51). Vielmehr entscheidet zunächst der Vorsitzende allein nach freiem, d. h. pflichtmäßigem Ermessen.

1. Hält er die Beschwerde für verspätet oder sachlich unbegründet, so kann er sie abweisen, er muß es aber nicht.

a) Weist er sie ab, so hat es dabei sein Bewenden. Der Beschwerdeführer ist nicht in der Lage, die Entscheidung des vollbesetzten Schiedsamts anzurufen.

b) Weist der Vorsitzende die Beschwerde nicht selbst zurück, so hat er sie dem Schiedsamt vorzulegen. Dieses entscheidet alsdann endgültig.

2. Hält der Vorsitzende die Beschwerde nicht von vornherein für unbegründet, so muß er sie ebenfalls dem Schiedsamt zur endgültigen Entscheidung vorlegen. Er ist nicht berechtigt, die Sache an den Registerausschuß zur nochmaligen Entschließung zurückzuweisen.

2. Die Festsetzung der Vertragsbedingungen.

Will eine Kasse den vom Registerausschuß bzw. dem Schiedsamt ausgewählten Arzt als ihren Kassenarzt anstellen, so muß sie mit ihm einen besonderen schriftlichen Vertrag schließen (A. Nr. 4 Abs. 2, VA. II Abs. 2, § 368 RVO.). Die Feststellung des Inhalts dieses Vertrags, d. h. der Bedingungen, unter denen der Arzt die ärztliche Behandlung der Kassenmitglieder übernimmt, ist nicht der Kasse allein oder ihren Verhandlungen mit dem einzelnen Arzte überlassen, sondern erfolgt durch ein besonderes Organ, den Vertragsausschuß, in dem aus dem ganzen Bezirke gewählte Ärztevertreter sitzen (S. 28).

Indessen ist zunächst eine Verständigung der Kasse mit ihren Kassenärzten zugelassen, also mit den Ärzten, die an der Gestaltung der Bedingungen gerade für diese Kasse unmittelbar beteiligt sind (VA. II Abs. 1 Satz 2). Die Kasse und ihre Ärzte sind berechtigt, über sämtliche Vertragsbedingungen zu verhandeln. Dabei ist den Parteien in ihrer Vertragsfreiheit weitester Spielraum gelassen (zu vgl. auch VA. I Satz 2). Nach dem A. Nr. 3 wird insbesondere die Art der Vergütung der ärztlichen Leistungen einschließlich der Fuhrkosten der Regelung durch die „Einzelverträge"*) überlassen. Nur allgemein ist darauf hingewiesen, es sei daran fest-zuhalten, daß die Vergütungen unter Berücksichtigung der örtlichen Verhältnisse sowohl der Leistungsfähigkeit der Kassen als auch den Ansprüchen der Ärzte auf eine nach Form und Höhe angemessene Entschädigung Rechnung tragen müssen. Danach ist der Vereinbarung im einzelnen Falle freigestellt, ob die ärztlichen Leistungen nur einzeln oder nur durch Pauschalierung oder teils durch Pauschale und teils durch bestimmte Sätze für besondere Leistungen (z. B. Geburtshilfe, Fuhrkosten, Nachtbesuche, chirurgische Operationen) zu vergüten sind. Das Ergebnis der Verhandlung zwischen den Parteien ist dem Vertragsausschuß als Vertragsgrundlage zu unterbreiten. Dabei ist anzugeben, in welcher Weise das Ergebnis zustande gekommen ist (VA. II Abs. 1 letzter Satz). Das Ergebnis der Verhandlungen braucht nicht gerade eine Einigung zwischen Kasse und Ärzten zu sein. Ist eine solche nicht erzielt worden, so können beide Teile ihre eigenen Vorschläge dem Vertragsausschuß vorlegen. Das Ergebnis der Verhandlung ist lediglich ein Vorschlag, an den der Vertragsausschuß nicht gebunden ist. Er entscheidet vielmehr ganz nach eigenem pflichtmäßigen Ermessen. Im übrigen ist die vorherige Verständigung zwischen der Kasse und ihren Ärzten zwar zugelassen, aber nicht zur Bedingung gemacht. Es kann daher, wenn die Kasse

---

*) Der Ausdruck „Einzelverträge" ist nicht ganz zutreffend, da die Honorarbedingungen allgemein durch Vereinbarung zwischen der Kasse und ihren Ärzten auf Grund des Vorschlags des Vertragsausschusses oder durch Festsetzung des Schiedsamts geregelt werden.

oder ihre Ärzte sich von unmittelbaren Verhandlungen von vornherein keinen Erfolg versprechen, ohne weiteres der Vertragsausschuß in Anspruch genommen werden.

Dies muß aber geschehen, gleichviel ob die Vertragsparteien bereits miteinander verhandelt oder sich gar geeinigt haben oder nicht (S. 45). Zu diesem Zweck wenden sich die Parteien an das Versicherungsamt oder die andere Behörde, die die Angelegenheiten des Vertragsausschusses besorgt (VA. IV Satz 1).

Örtlich zuständig ist der Vertragsausschuß zur Vorbereitung von Verträgen mit solchen Ärzten, die in seinem Bezirke zugelassen werden sollen. Auf den Sitz der an dem Vertrage beteiligten Kasse kommt es nicht an. Das führt dazu, daß eine Kasse unter Umständen mit mehreren Vertragsausschüssen zu tun hat, also nicht nur mit dem, in dessen Bezirke sie selbst ihren Sitz und, wie wohl gewöhnlich, ihre meisten Mitglieder hat, sondern auch mit den Vertragsausschüssen benachbarter Bezirke, in denen ein Teil ihrer Mitglieder wohnt. Sie wahrt dann ihre Rechte in dem Vertragsausschuß des benachbarten Bezirkes, zu dem sie ja nicht hat wählen dürfen (S. 28), dadurch, daß sie zur Verhandlung über ihren Vertrag auch ihre eigenen besonderen Vertreter entsendet (VA. III Abs. 7 — S. 37 —).

Das Versicherungsamt oder die sonst bestimmte andere Behörde beruft die 6 Mitglieder des Vertragsausschusses zur Sitzung (VA. IV Abs. 1 Satz 2). Bei der Verhandlung muß der Vertragsausschuß, da er lediglich ein vermittelndes Organ ist (S. 27, 44), den Beteiligten Gelegenheit zur Äußerung geben und sie gegebenenfalls vorladen. Im übrigen ist die Verhandlung nicht öffentlich.

Ist zwischen der Kasse und ihren Ärzten außer Vertragsbedingungen auch noch das Arztsystem streitig, so hat der Vertragsausschuß seine Entschließung über die Vertragsbedingungen so lange zurückzustellen, bis der Streit über das Arztsystem entweder durch Einigung zwischen den Parteien oder durch Entscheidung des Schiedsamts erledigt ist (A. Nr. 5 Abs. 2, SchA. IV Satz 2, Niederschrift vom 10. Februar 1914).

Da die Entschließung des Vertragsausschusses auch nur einen Vorschlag darstellt (S. 44), so können sich die Parteien ihr fügen oder auch nicht.

Nehmen sie den Vorschlag an, so ist das Verfahren zu Ende. Auf der vom Vertragsausschusse vorgeschlagenen Grundlage kann dann die Kasse die Einzelverträge mit den Ärzten schließen, die bei ihr bereits zugelassen sind oder noch zugelassen werden.

Das Verfahren kann aber auch noch weitergehen:

1. wenn im Vertragsausschuß selbst keine Einigung zustande kommt, z. B. bei Stimmengleichheit (S. 39),

2. oder wenn die Parteien sich nicht auf der vom Vertragsausschuß empfohlenen Grundlage einigen.

Alsdann hat der Vorsitzende des Versicherungsamts (oder der anderweit bestimmten Behörde) die Sache dem Schiedsamt zur Entscheidung zu unterbreiten (VA. VI Abs. 1).

Da alle Angelegenheiten des Schiedsamts unter der Adresse des OVA. (oder der anderweit bestimmten Behörde) gehen (VA. IV Abs. 1 Satz 1), so wird die Sache zunächst dieser Behörde vorgelegt.

Die örtliche Zuständigkeit des Schiedsamts richtet sich nach der Zuständigkeit der zu seinem Bezirke gehörigen Vertragsausschüsse.

Das OVA. beruft die 9 Mitglieder des Schiedsamts zur Sitzung (SchA. III Abs. 1 Satz 2). Die Verhandlung ist nicht öffentlich. Die Entscheidung des Schiedsamts ist endgültig und für beide Teile verbindlich (VA. VI Abs. 1, SchA. IV Satz 1).

Da die Entscheidung des Schiedsamts durch ein Rechtsmittel nicht anfechtbar ist, wird sie sofort wirksam. Eine Mitteilung der Entscheidung des Schiedsamts ist nur an den Vertragsausschuß, dem die Vorbereitung der streitigen Arztverträge obliegt, vorgeschrieben (SchA. V Abs. 3).

Da die vom Schiedsamt festgesetzten Vertragsbedingungen bindend sind, muß die beteiligte Kasse demgemäß die Verträge mit den einzelnen Ärzten schließen. Gegebenenfalls hat die Aufsichtsbehörde der Kasse einzugreifen. Die Ärzte sind freier gestellt als die Kassen. Wenn ihnen die vom Schiedsamt für angemessen erklärten Bedingungen nicht passen, kann ihnen ein Vertragsabschluß nicht aufgenötigt werden. Wollen sie aber zur Kassenpraxis zugelassen werden, dann müssen auch sie sich den Bedingungen fügen.

Wenn Mitglieder einer Kasse außerhalb des Bezirkes, in dem diese ihren Sitz hat, in so großer Anzahl wohnen, daß die Anstellung eigener Ärzte den berechtigten Anforderungen der Mitglieder entspricht, so darf sich die Kasse dieser Anstellung nicht dadurch entziehen, daß sie nach § 219 RVO. die ärztliche Behandlung dieser Mitglieder der Krankenkasse des Wohnorts überträgt. Vielmehr kann dann das OVA. nach § 372 RVO. die Kasse zur Anstellung eigener Kassenärzte anhalten.

3. Die Festsetzung des Arztsystems.

Für die Festsetzung des Arztsystems, das für eine Kasse gelten soll, ist das Verfahren etwas anders geordnet als für die Festsetzung der den Einzelverträgen mit den Ärzten zugrunde zu legenden Bedingungen.

Zunächst kommt es in vielen Fällen überhaupt zu keinem besonderen Verfahren, vielmehr gilt folgendes:

1. Bei den alten Verträgen, die noch laufen und daher vom A. unberührt bleiben (S. 21), verbleibt es bei dem in den Verträgen ausbedungenen Arztsystem, gleichviel, ob es freie Arztwahl oder Kassenarztsystem ist.

2. Ebenso verhält es sich bei den neuen, vor dem 28. Dezember 1913 geschlossenen, vom A. ausdrücklich ausgenommenen (S. 21) Verträgen.

3. Aber auch bei den dem A. unterstellten neuen Verträgen bewendet es für die Kassen, die schon vor dem 1. Januar 1914 vorhanden waren, grundsätzlich bei dem bisherigen Arztsystem, das am Tage des Abschlusses des A., d. h. am 23. Dezember 1913, für die Kasse galt. Derselbe Grundsatz kommt auch zur Anwendung, wenn künftig Verträge ablaufen und erneuert werden; es bewendet dann bei dem „jeweils" bestehenden Zustand (A. Nr. 5 Abs. 2 Satz 1).

4. Die mit Wirkung vom 1. Januar 1914 neu errichteten Kassen, z. B. die Landkrankenkassen, werden zurzeit durch Nr. 5 des A. noch nicht berührt. Da es bei ihnen für die Frage des Arztsystems einen bereits „bestehenden Zustand", der beibehalten werden müßte, nicht gibt, haben sie in der Festsetzung eines Arztsystems freie Hand. Sie werden sich hierüber meist mit den Ärzten einigen, können es aber, zunächst wenigstens, auch gegen deren Willen bestimmen. Erst wenn ein „wichtiger Grund" für Änderung dieses Arztsystems spricht, kommt Nr. 5 in Betracht.

Soll das Arztsystem geändert werden, so findet ein besonderes Verfahren statt.

1. Es kann sich auch hier sehr einfach in der Weise erledigen, daß die Kasse und ihre Ärzte über die Änderung des Arztsystems in unmittelbaren Verhandlungen sich einigen (A. Nr. 5 Abs. 2 Satz 2). Eine solche Einigung ist jederzeit möglich. Sie schließt dann den Eingriff irgend eines Organs, soweit das Arztsystem in Frage kommt, aus. Hier ist also ausnahmsweise (zu vgl. S. 45) den Verhandlungen der Kasse mit den unmittelbar beteiligten Ärzten ein entscheidender Einfluß zugestanden.

Zweifelhaft kann nur sein, wann eine Einigung der beiden Teile anzunehmen ist, ob erst bei Zustimmung aller oder schon bei Zustimmung der Mehrheit der bei der beteiligten Kasse zugelassenen Ärzte. Man wird wohl das letztere annehmen müssen.

2. Etwas umständlicher wird das Verfahren, wenn einer der beiden Teile, die Kasse oder ihre Ärzte, gegen eine Änderung des bisherigen Arztsystems Widerspruch erhebt und dabei beharrt. Alsdann ist eine Änderung nur mögich, wenn ein „wichtiger Grund" vorliegt (A. Nr. 5 Abs. 2 Satz 2). Was ein wichtiger Grund ist, kann auch hier nicht allgemein, sondern nur von Fall zu Fall unter Berücksichtigung der jeweiligen tatsächlichen Verhältnisse entschieden werden. Allgemein läßt sich als wichtig der Grund bezeichnen, bei dessen Vorhandensein dem die Änderung des bisherigen Arztsystems begehrenden Teile die Aufrechterhaltung dieses Arztsystems billigerweise nicht zugemutet werden kann. Ob der andere Teil die schuldige oder auch unschuldige Veranlassung ist oder nicht, darauf kommt es nicht an. In der Niederschrift vom 10. Fe-

bruar 1914 ist noch ausdrücklich festgestellt, daß das bloße Verlangen einer Partei nach Änderung des Arztsystems allein noch nicht als wichtiger Grund anzusehen ist. Persönliche Verpflichtungen der einzelnen Ärzte ihren Organisationen gegenüber können natürlich niemals einen wichtigen Grund bilden. Wer den wichtigen Grund behauptet, muß ihn beweisen. Er kann von der Kasse oder auch von den im Arztregister eingetragenen (nicht etwa nur von den zugelassenen) Ärzten geltend gemacht werden. Ein einzelner Arzt kann die Änderung des Arztsystems nicht verlangen.

Wird ein wichtiger Grund von den eingetragenen Ärzten behauptet, so ist unter Ausschaltung des Vertragsausschusses (S. 46, 53) allemal sogleich das Schiedsamt anzurufen (A. Nr. 5 Abs. 2 letzter Satz, SchA. IV Satz 2, Niederschrift vom 10. Februar 1914). Das Schiedsamt entscheidet endgültig und für beide Teile verbindlich (A. Nr. 5 Abs. 3, SchA. IV Satz 1). Die Entscheidung kann daher auch gegen die Kasse ausfallen. So z. B. kann auch gegen den Willen der Kasse freie Arztwahl eingeführt werden, ebenso wie umgekehrt auf Antrag der Kasse die Beseitigung der bisher geltenden freien Arztwahl aus einem wichtigen Grunde gefordert werden kann. Wenn aber Hartmann S. 72 meint, daß die Ärzte sich auf einen zur Einführung der freien Arztwahl berechtigenden wichtigen Grund schon dann berufen könnten, wenn bei allen übrigen Kassen des Bezirkes die freie Arztwahl besteht, so geht er darin viel zu weit. Die Verhältnisse bei den einzelnen Kassen liegen zu verschieden, als daß die Verhältnisse der einen Kasse für die andere ohne weiteres maßgebend sein könnten. Noch weniger kann Hartmann (aaO.) darin beigepflichtet werden, daß für die Einführung der freien Arztwahl ein wichtiger Grund schon dann gegeben sei, wenn wilde freie Ärztewahl besteht, oder wenn ins Arztregister nur solche Ärzte eingetragen sind, welche die freie Arztwahl wollen. Abgesehen davon, daß solche Vorbehalte der Ärzte überhaupt nicht ins Arztregister gehören, kann das bloße Verlangen der eingetragenen Ärzte die Einführung der freien Arztwahl noch nicht rechtfertigen. Eine solche Forderung muß sich vielmehr durch tatsächliche Verhältnisse begründen lassen.

Etwas anders ist das Verfahren, wenn die K a s s e das bisherige Arztsystem geändert wissen will. Kann sie sich mit den bisher bei ihr zugelassenen Ärzten darüber nicht einigen, so „kann" die mangelnde Zustimmung der Ärzte durch einen Mehrheitsbeschluß der dem Vertragsausschuß angehörigen Ärzte ergänzt werden (A. Nr. 5 Abs. 2 Satz 3; zu vgl. auch S. 46). Diese Bestimmung wird nicht dahin aufzufassen sein, daß es in das Belieben der streitenden Teile gestellt sein soll, ob sie den Mehrheitsbeschluß der zum Vertragsausschuß gehörigen Ärzte herbeiführen wollen. Vielmehr wird angenommen werden müssen, daß beide Teile verpflichtet sind, auf diese Weise eine friedliche Beilegung des Streites zu versuchen, ehe sie ihn durch das Schiedsamt entscheiden lassen. Das Wörtchen „kann" in der erwähnten Bestimmung soll nur darauf hinweisen, daß die ärztlichen Beisitzer des Vertragsausschusses sich zwar dem Widerspruche der beteiligten Kassenärzte anschließen, aber auch der Ansicht der Kasse beitreten können.

Erst dann, wenn auch die ärztlichen Mitglieder des Vertragsausschusses die von der Kasse begehrte Änderung des Arztsystems abgelehnt haben, entscheidet wie sonst das Schiedsamt.

4. Das Verfahren im Zentralausschuß.

Wenn Ärzten oder Kassen oder Kassenverbänden oder Behörden, kurz irgend einem Beteiligten bei der Organisation von Schiedseinrichtungen oder während eines Verfahrens auf Grund des A. oder in einer sonstigen durch das A. veranlaßten Angelegenheit zweifelhaft wird, wie das A. und die Ausführungsbestimmungen durchzuführen sind, insbesondere wie Bestimmungen auszulegen oder Streitigkeiten allgemeiner grundsätzlicher Art zu, entscheiden sind, so kann der Zentralausschuß (S. 54) angerufen werden.

Seine Verhandlungen finden nur nach Bedarf und in der Regel in Berlin statt. Der Vorsitzende ist befugt, sie an einem anderen Orte anzuberaumen (ZA. § 3). Die beteiligten Verbände und Beisitzer werden mindestens 2 Wochen vor der Verhandlung und tunlichst unter Mitteilung der Beratungsgegenstände und der eingelaufenen Anträge vom Vorsitzenden (oder seinem Stellvertreter) mit der Aufforderung geladen, im Falle der Behinderung umgehend Stellvertreter zu bestellen, die vor der Verhandlung dem Vorsitzenden bekannt zu geben sind (§ 4). So wünschenswert es ist, daß in der Regel die ordentlichen Mitglieder des Zentralausschusses, die auch die Verhältnisse gewöhnlich von allgemeinen Gesichtspunkten aus am ehesten zu überschauen vermögen, im Interesse eines einheitlichen und gleichmäßigen Zusammenwirkens an den Verhandlungen teilnehmen, so können doch Fälle eintreten, in denen ihre Teilnahme unmöglich oder sachlich weniger zweckmäßig ist, z. B. bei ihrer persönlichen Behinderung oder in Fällen, deren Beurteilung eine Kenntnis der besonderen tatsächlichen Verhältnisse erfordert.

Der Vorsitzende (oder sein Stellvertreter) leitet die Geschäfte und Verhandlungen des Zentralausschusses, bereitet die Verhandlungen vor, zeichnet die Verfügungen und vollzieht die Reinschriften (§ 7).

Über die Verhandlungen wird durch einen vom Vorsitzenden bestellten beamteten Schriftführer eine Niederschrift aufgenommen und vom Vorsitzenden und dem Schriftführer vollzogen (§ 8). Der Beschluß des Zentralausschusses ist vom Vorsitzenden und von sämtlichen mitwirkenden Beisitzern zu unterschreiben. Er wird den „Beteiligten" schriftlich bekannt gegeben (§ 10). Die Frage, wer als Beteiligter anzusehen ist, läßt sich nur von Fall zu Fall entscheiden. Daß dem Beschluß eine Begründung beigegeben werden soll, ist nicht vorgeschrieben. In der Regel wird man daher davon absehen und nur in besonderen Fällen den Beschluß mit Gründen versehen.

Monatsschrift
für
Arbeiter- und Angestellten-Versicherung

Herausgegeben von

Dr. Kaskel,
Privatdozent an der
Universität Berlin.

Geh. Reg.-Rat **Dr. Lehmann,**
Mitglied des Direktoriums der
Reichsversicherungsanstalt für Angestellte.

Reg.-Rat **Dr. Rabeling,**
ständigem Mitglied des
Reichsversicherungsamts.

Preis M. 12.— für den Jahrgang.

Die Monatsschrift für Arbeiter- und Angestellten-Versicherung hat in kurzer Zeit alle führenden Persönlichkeiten auf dem Gebiete der Arbeiter- und Angestellten-Versicherung aus dem ganzen Deutschen Reiche zu Mitarbeitern gewonnen. Sie erhält von über 30 Behörden der Reichsverwaltung und aller größeren Bundesstaaten die jeweilig neuesten Entscheidungen zugesandt und ist daher imstande, mit größter Beschleunigung ein Material an Entscheidungen zu veröffentlichen, wie keine andere Zeitschrift. Insbesondere werden hier auch die für die Krankenkassen besonders wichtigen, sonst nirgends abgedruckten Entscheidungen der einzelstaatlichen Ministerien bekanntgegeben. Eine Literatur-Übersicht unterrichtet über den wesentlichen Inhalt aller auf dem Gebiete der Sozial-Versicherung erscheinenden Aufsätze, so daß die Monatsschrift das Halten anderer Zeitschriften ersetzt. Auf gestellte Anfragen versicherungsrechtlichen Inhalts wird den Abonnenten von den Herausgebern oder anderen bewährten Praktikern (Wirkl. Geh. Oberregierungsrat Dr. Hoffmann, Oberamtmann Dr. Schall, Regierungsrat Bracht, Regierungsrat Dr. Schlottmann, Regierungsassessor von Monhart, Regierungsamtmann Dr. Stempel, Regierungsassessor Dr. Sitzler, Landesrat Dr. Brunn usw.) unentgeltlich Auskunft erteilt.

Die Monatsschrift für Arbeiter- und Angestellten-Versicherung enthält regelmäßig folgende Abteilungen:

I. Abhandlungen; II. Sozialversicherung im Ausland; III. Statistik; IV. Gesetze, Verordnungen, amtliche Bekanntmachungen; V. Rundschau; VI. Sprechsaal; VII. Literaturübersicht; VIII. Bücherbesprechungen; IX. Rechtsprechung und Verwaltung; X. Fragen und Antworten.

Aus dem bisherigen Inhalt der **Monatsschrift für Arbeiter- und Angestellten-Versicherung** (Krankenversicherung):

Siefart, Geh. Regierungsrat u. vortr. Rat im Reichsamt des Innern. Die Erwerbsunfähigkeit in der Sozialversicherung.

Hoffmann, Dr., Wirkl. Geh. Oberregierungsrat. Zur Organisation der Krankenversicherung nach der RVO.

Schäffer, Ministerialrat. Die Ausgestaltung zur allgemeinen Ortskrankenkasse nach Artikel 15 EG z. RVO.

Pfarrius, Geh. Oberregierungsrat. Ärzte und Versicherungsträger in der Arbeiterversicherung.

Hahn, Geh. Justizrat. Zur Anwendung von Privatrechtsnormen auf Ansprüche aus der Reichsversicherung.

Stempel, Dr., Regierungsamtmann. Das Ende der Gemeinde-Krankenversicherungen.

Schall, Dr., Oberamtmann. Die Mustersatzungen für Krankenkassen und die Vergütungen der Kassenorgan-Mitglieder.

Smidt, Dr., Regierungsrat. Kostenersatz anstatt Naturalleistung bei Familienhilfe.

Weymann, Dr., Oberverwaltungsgerichtsrat. Zweifelfragen der Krankenversicherung.

v. Frankenberg, Stadtrat. Beginn und Ende der Kassenmitgliedschaft nach der RVO.

Hahn, Geh. Justizrat. Ausschußwahl nach Abteilungen bei den Krankenkassen.

Helms, Magistratssyndikus. Die Beamten und die Krankenversicherung nach der RVO.

Hoffmann, Wirkl. Geh. Oberregierungsrat. Krankenkassenbeamte.

Schlottmann, Dr., Regierungsrat. Die Rechtsstellung der Hausgewerbtreibenden in Orts- oder Betriebskrankenkassen.

Schäffer, Ministerialrat. Doppeltes Wahlrecht zum Ausschuß der Ortskrankenkassen.

Häußner, Dr., Regierungsassessor im Bad. Ministerium des Innern. Versteht die RVO. unter „Mitgliedern" von KK. in den §§ 240 und 255 nur Pflichtmitglieder oder auch freiwillige Mitglieder?

Schulz, Dr. H., Regierungsrat. Ein Weg, bei der Verhältniswahl die Wahl allseitiges Vertrauen genießender Vertreter zu sichern.

v. Monbart, Regierungsassessor im Preuß. Ministerium für Handel und Gewerbe. Zur Anwendung des § 488 RVO. in Preußen.